ConnectDoor –

Zugang zu einer magischen Dimension

Zaubersprüche für Jung und Alt

Inge Friedrich
Bernd Laudenbach

Bibliografische Information der Deutschen Nationalbibliothek. Die Deutsche Nationalbibliothek verzeichnet diese Publikation in der Deutschen Nationalbibliografie, detaillierte bibliografische Daten sind im Internet über http://dnb.dnb.de abrufbar.

© 2019 Inge Friedrich, Bernd Laudenbach

Herstellung und Verlag

BoD – Books on Demand, Norderstedt

ISBN 978-3-7504-1039-8

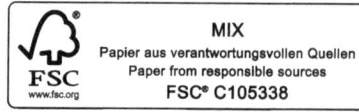

Vorwort

Nach einem COBIMAX-Kinder-Workshop „Ich bin der Kapitän meiner Gedanken" reifte in mir die Vorstellung, Kindern und auch Erwachsenen in einfachen Worten und Bildern zu erklären, wie sie unbewusst durch ihre Gedanken und Gefühle ihre Realität gestalten. Das Gehirn setzt alles um, es kennt kein „Gut" oder „Schlecht". Somit ist es sehr wichtig, schon frühzeitig zu schauen, was gedacht wird und gefühlt wird.

In diesem Taschenbuch ist erklärt, unter Mitwirkung eines Teufelchen, dem kleinen Zauberer Cen-Tooh und einer kleinen Fee, was Gedanken und Gefühle im Körper auslösen, wie sie mit Hilfe von „Zaubersätzen" in konstruktive Bahnen gelenkt werden können und in Zukunft ein bewusstes Denken und Handeln gefördert werden kann.

Ich wünsche viel Freude und Erfolg beim Lesen, Anschauen, Reagieren und Ausmalen.

Inge Friedrich

Inhaltsverzeichnis

Der Zauberer Cobi Maximus
Ein wahres Märchen für Jung und Alt

Im tiefen Wald, nahe bei den Räubern, lebt der Zauberer Cobi Maximus.

Den ganzen Tag verbringt er damit, neue Zaubersprüche herauszufinden, die den Menschen helfen können, wieder zurück zu ihrem normalen Gesundheitszustand zu gelangen.

Sehr oft machen sich die Menschen auf den Weg zu ihm, meistens erst dann, wenn sie nicht mehr weiter wissen.

Eines Tages machte sich ein kleines Mädchen auf den Weg zu ihm, weil es so schrecklich viele Pickel im Gesicht hatte, dass es sich schämte, unter Leute zu gehen.

Der Zauberer Cobi Maximus schaute es mit seinen großen blauen Augen an und fragte, was denn da die Ursache wohl wäre.

Mit flinker Hand schrieb er ein paar Symbolzeichen auf ein Stück Leder und reichte es dem Mädchen.

Dem Mädchen wurde ganz heiß ums Herz und einen Moment war es, als würde es schwere Säcke auf den Schultern tragen. Dann war dieses Empfinden auch schon wieder vorbei.

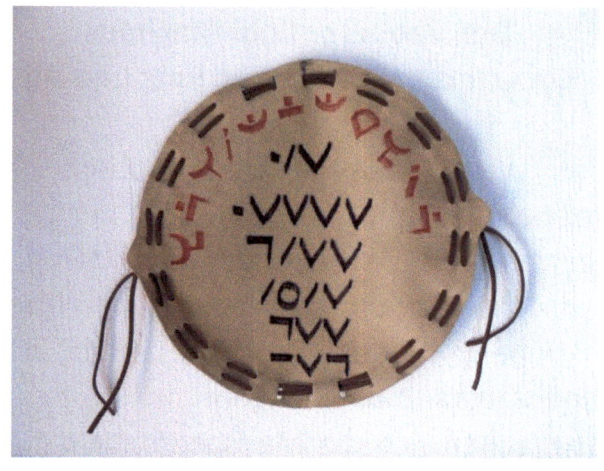

Der Zauberer Cobi Maximus schrieb erneut einige Symbolzeichen auf ein Stück Leder, und siehe da, wiederum erschien es dem Mädchen, als würden tausend Ameisen über seinen Körper laufen. Auch dies war nur von kurzer Dauer.
Nach einigen solcher „Zaubersprüche" durfte das Mädchen wieder nach Hause gehen. Die Lederstücke nahm es mit und schaute sie jeden Tag aufs Neue an.
Einige Zeit später waren alle Pickel verschwunden, das Mädchen war glücklich.

Es machte sich erneut auf den Weg in den tiefen Wald zu dem Zauberer Cobi Maximus, um ihm zu danken. Erfreut sah dieser, dass das Mädchen mit Hilfe seiner Zauberzeichen wieder gesund war und bot ihm an, eine Weile bei ihm als Zauberlehrling zu bleiben. Er lehrte das Mädchen, wie es Zaubersprüche formulieren kann, wie sie angewendet werden und erklärte ihm auch, wodurch der Zauber wirkt. Und alsbald konnte das Mädchen selbst zaubern.

Voller Dankbarkeit zog es in die weite Welt hinaus und erzählte vielen Menschen von dem Zauberer Cobi Maximus und konnte auch selbst vielen Menschen helfen.
Es kam, wie es kommen musste. Die Menschen wurden neugierig, wie einfach es doch war, wieder gesund zu werden und wollten ebenfalls zaubern lernen.

So entschied der Zauberer Cobi Maximus, jeden Menschen, der wirklich von ganzem Herzen gesund sein und der Menschheit helfen wollte, als Zauberlehrling aufzunehmen und auszubilden.
Heute gibt es auf der ganzen Welt viele vom Zauberer Cobi Maximus ausgebildete Zauberer und Zauberinnen, die mit Hilfe seiner Zaubersprüche Gutes tun an Mensch, Tier und Pflanzen.

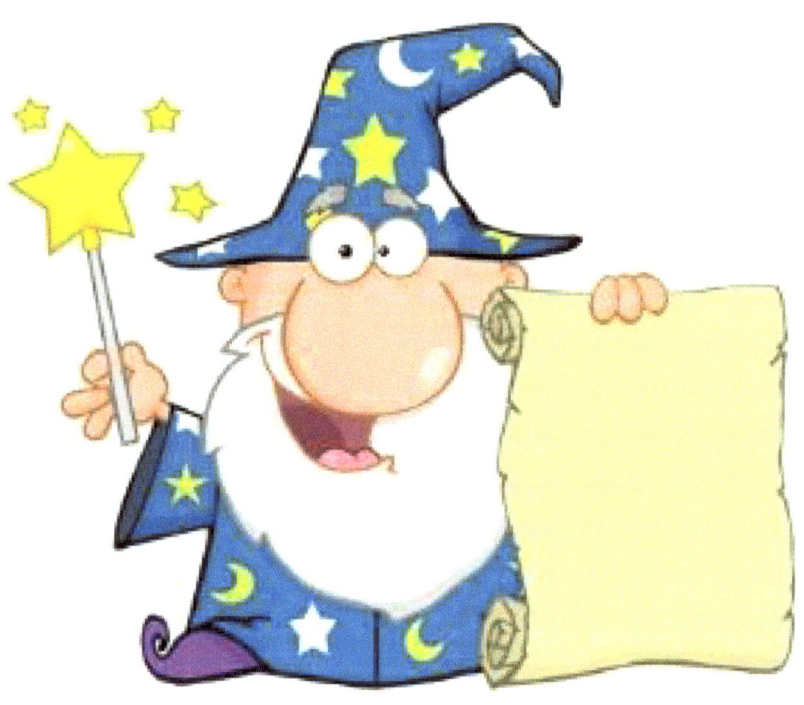

Hallo, mein Name ist Cen-Tooh, der kleine Zauberer.

Da der Zauberer Cobi Maximus so viel zu tun hat, dass er alles nicht mehr alleine schafft, hat er mich das Zaubern gelehrt. Ich helfe ihm nun die Zaubersprüche aufzuschreiben und an die Menschen zu verteilen.

Eine kleine Fee kam zu mir und berichtete tränenüberströmt, dass sie nicht mehr fliegen kann. Nun haben wir gemeinsam überlegt, was die Ursache sein könnte. Ich habe ihr dann folgende Zaubersprüche vorgeschlagen, worauf sie unterschiedlichste Reaktionen hatte:

1. Ursache Flugunfähigkeit
2. Ich bin zu schwer zum Fliegen
3. Jemand hat mir gesagt, ich könne nicht gut fliegen
4. Ich habe das Vertrauen in meine Flugkraft verloren

Nach mehreren Wiederholungen an den folgenden Tagen erkannten wir, dass die Reaktionen auf Punkt 3 am stärksten waren.

So haben wir diesen noch einmal vertieft:
3 a. Meine Feenschwestern haben mich ausgelacht
3 b. Meine Eltern haben mir immer vermittelt, dass ich noch nicht gut genug fliege.

Bei dem Zauberspruch 3 b kamen die meisten Reaktionen, so dass wir diese noch mehrere Tage wiederholten. Dadurch wurden die angesprochenen Themen korrigiert und die kleine Fee konnte wieder voller Freude fliegen.

Seit dieser Zeit hilft sie mir, Zaubersprüche zu schreiben und zu verteilen.

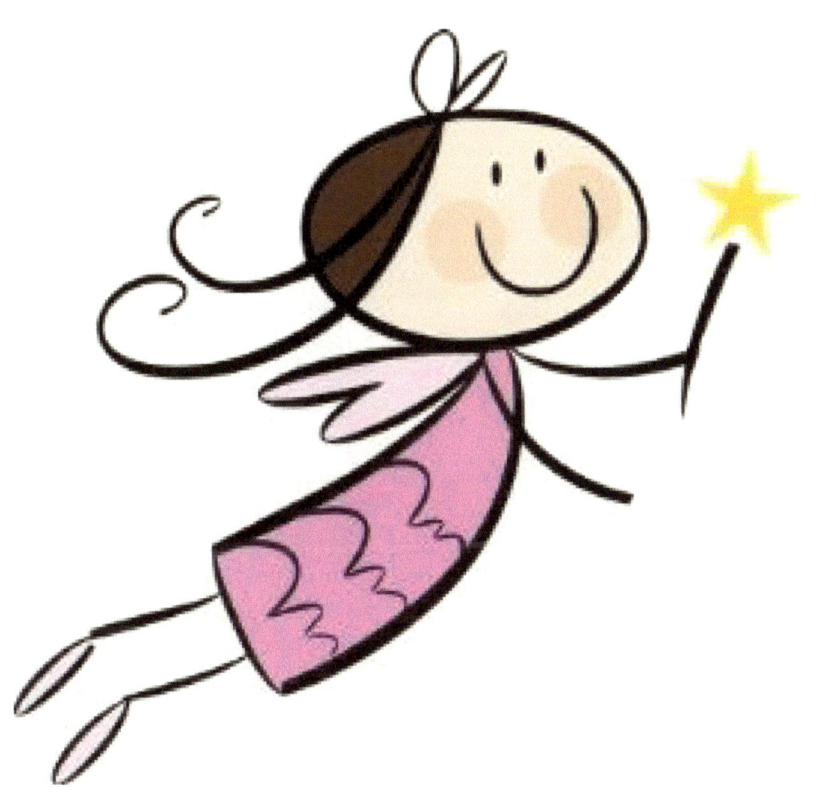

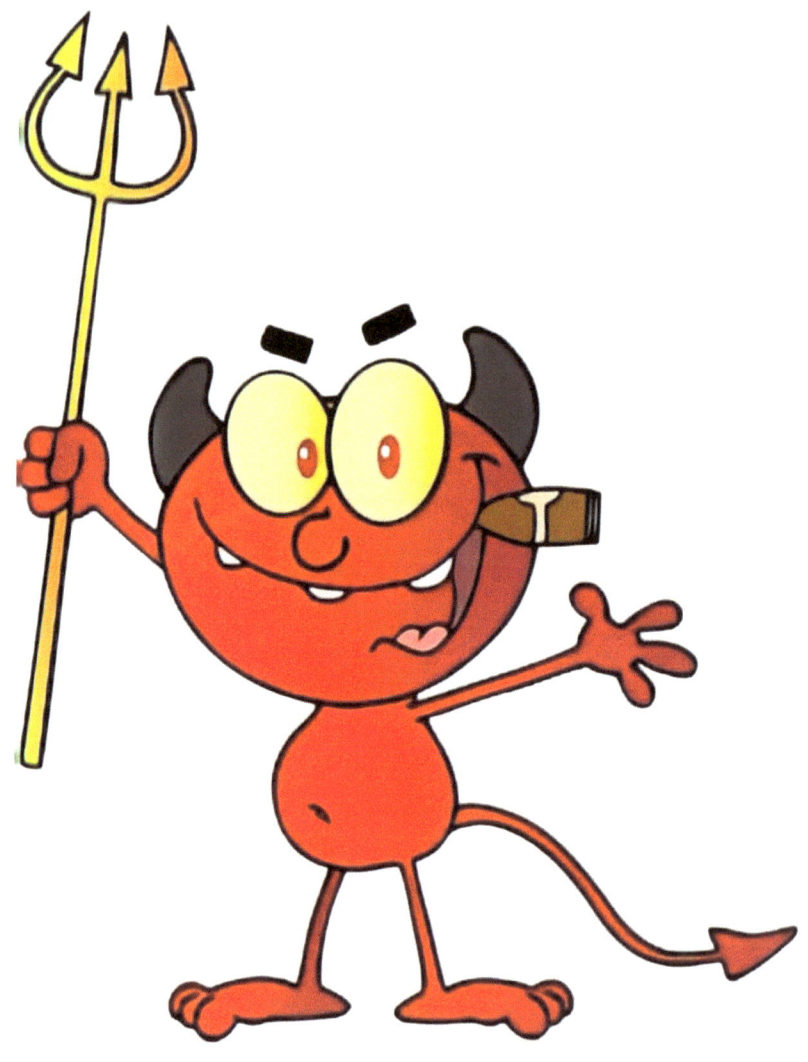

Mein Name ist „Teufelchen". Ich bin derjenige, dem es richtig Spaß macht, Euch zu ärgern.

Ich spiele Euch gerne Streiche, damit Ihr so richtig zornig werdet oder vor Wut auf dem Boden aufstampft.

Dem großen Zauberer Cobi Maximus, dem kleinen Zauberer Cen-Tooh und der kleinen Fee gefällt das überhaupt nicht. So schreiben sie viele Zaubersprüche, um Euch vor mir zu schützen.

Wisst Ihr, ich verstopfe Eure Zellrezeptoren, die ja normalerweise Nährstoffe aufnehmen, wie Vitamine oder Mineralien. So können Eure Zellen nicht mehr gut ernährt werden und es können sich auch Bakterien, Viren, Pilze und andere Kleinstlebewesen einschleichen.

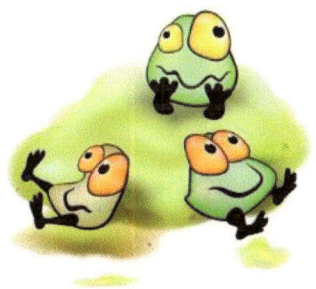

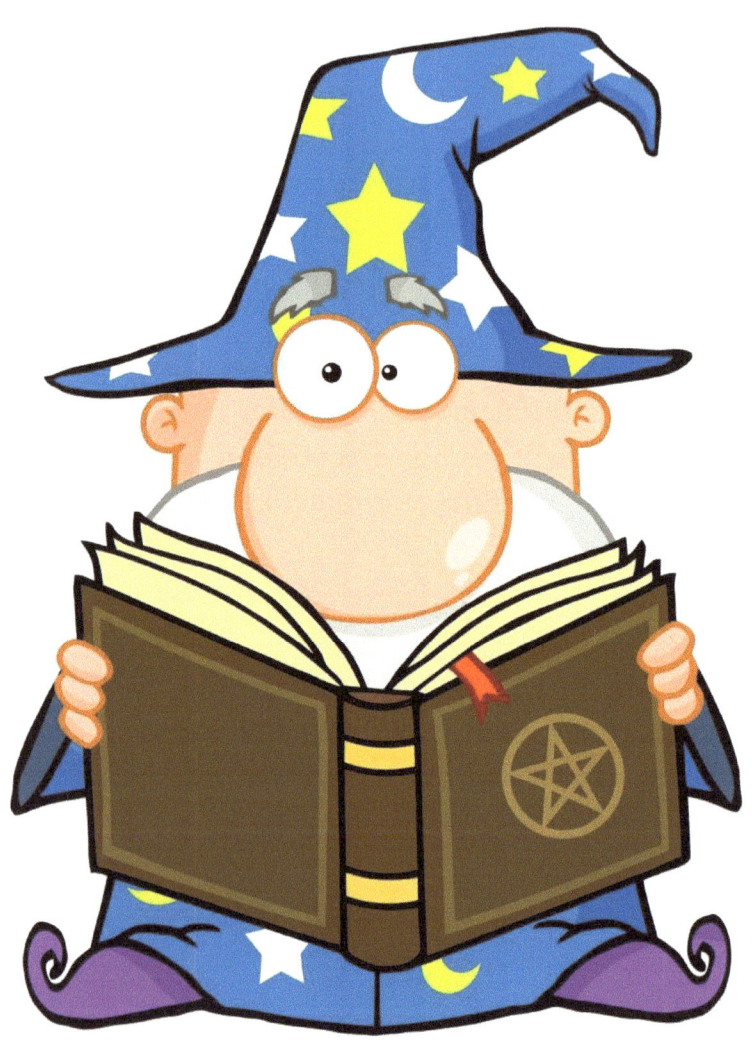

„Ich bin der Kapitän und Steuermann meiner Gedanken"

Unsere fünf Sinne sind unser Kontakt zur Außenwelt. Damit wir unsere Umgebung wahrnehmen können, setzt unser Gehirn das, was wir sehen, hören, riechen, schmecken und tasten zu einem sinnvollen Ganzen zusammen.

SEHEN

Der Sehsinn richtet seine Aufmerksamkeit nur auf das, was vom Gehirn als wichtig eingeschätzt wird. Die Augen nehmen langsame Bewegungen oder kleine Einzelheiten oft nicht wahr. Blinklicht oder schnelle Bewegungen werden sofort wahrgenommen.

HÖREN

Das Gehirn vergleicht mit bereits gehörten Geräuschen und deren Bedeutung. Im Laufe des Lebens lernen wir ständig, Gehörtes einzuordnen und dessen Bedeutung zu begreifen.
Durch Schall können wir uns in unserer Umwelt orientieren. Nicht alle Schall-Informationen dringen in unser Bewusstsein, denn das Gehirn filtert nur die Geräusche heraus, die es für wichtig hält. Dennoch können uns Laute auch unbewusst beeinflussen.

RIECHEN UND SCHMECKEN

Ohne Gerüche schmeckt unser Essen nicht. Gerüche beeinflussen unsere Stimmung, können Sympathie oder Ablehnung erzeugen.

Versuche haben gezeigt, dass unser Gehirn Gerüche bereits registriert, bevor wir sie überhaupt benennen können. Durch seine direkte Nervenleitung ins limbische System des Gehirns können Düfte auch nach Jahren noch Gefühle und Erinnerungen hervorrufen.

TASTEN

Die Haut ist unser größtes Sinnesorgan: Auf über zwei Quadratmeter verteilt liegen unzählige Sinneszellen. Manche sind besonders empfindlich auf Berührungen, andere messen die Temperatur. Es gibt auch Sinneszellen, die nur auf heftige, schmerzvolle Reize reagieren. Über Nervenbahnen leiten die Sinneszellen ihre Eindrücke zum Rückenmark und von dort zum Gehirn.

ZUSAMMENSPIEL

Das alles zusammen wird in unserem Gehirn gespeichert.

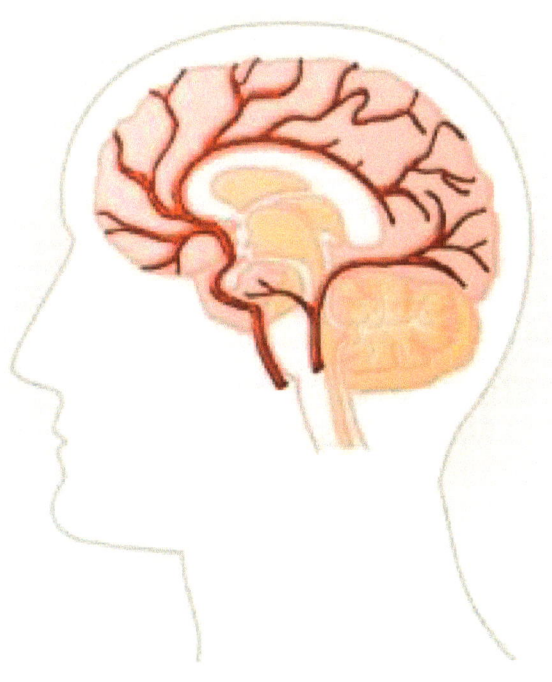

Woher kommen die Gedanken?

Eigene Erlebnisse und Erfahrungen, sowie Informationen von außen u.a. durch Erziehung, Schule, Medien, Vorfahren prägen das, was wir denken.

Aus Gedanken werden Gefühle

Der Hypothalamus, eine Drüse im Mittelhirnbereich, produziert aus einem Gedanken ein Eiweiß,

ein emotionales Neuropeptid, wir nennen es auch Gefühlshormon.

Es gibt zwischen 1000 und 10000 Zellrezeptoren pro Zelle, die nach dem Schlüssel-Schloss-Prinzip gebaut sind. So kann normalerweise z.B. ein Calcium-Rezeptor nur Calcium aufnehmen. Andere Zellrezeptoren sind für weitere Nährstoffe, wie Mineralien, Vitamine, Hormone und vieles mehr zuständig.

Über die Blutbahn gelangen die Gefühlshormone an bestimmte Zellen und suchen sich Zellrezeptoren zum Eindringen. Sie verändern die Zellrezeptoren so, dass keine Nährstoffe mehr passen und nur noch sie in die Zelle gelangen können. So nimmt die Zelle ein Gefühlshormon als Nährstoff, der aber keine Energie beinhaltet, sondern nur Information.

Es wäre so, als wenn wir eine Zeitung als Mahlzeit essen würden.

Botenstoffe aus der Zelle

Botenstoffe sind kleinste Eiweiße, Erinnerungs-eiweiße, Messengerpeptide. Sie erinnern das Gehirn an das Gefühl, das gebraucht wird, um die Zelle wieder notdürftig zu ernähren. Im Stirnlappen wird das entsprechende Bild erzeugt.

So könnt Ihr Euch das vorstellen: Unser Kopf ist der Diaprojektor, unser Großhirn beinhaltet die Dias, unser Kleinhirn ist die Glühbirne und unser Stirnlappen ist die Leinwand. Von dort wird es nach außen gesendet und die entsprechende Situation zeigt sich. So ärgern wir uns wieder, werden zornig oder wütend, und die Zellen sind für kurze Zeit wieder satt.

Dies ist sozusagen eine Dauerschleife.

Die Gefühlshormone, die z.B. durch Ärger, Zorn und Wut gebildet werden, können Störungen in Leber und Galle verursachen. So gibt es weitere Gefühle, die verschiedene Schäden anrichten können.

Unser Gehirn kann nicht unterscheiden, ob wir etwas wirklich gerade erleben oder wir es uns nur vorstellen. Auch die Erinnerung an etwas in der Vergangenheit Erlebtes erkennt es als wirklich an.

Gedanken haben ungeheure Kräfte. Wenn wir sie jeden Tag bewusst wählen, können wir eine harmonische Zukunft erschaffen. Es ist wissenschaftlich bewiesen, dass Gedanken unser Erleben verändern und beeinflussen können.

Die Macht der Gedanken ist nicht zu unterschätzen, denn jeder Gedanke erzeugt ein Gefühl in uns.

Wenn wir mit schlechter Laune aufstehen, werden wir mit Sicherheit auch viele weniger schöne Dinge erleben. Wenn wir mit einem guten Gefühl aufstehen, dann freuen wir uns auf den Tag und meistens wird er auch gut.

Wir können uns sofort entscheiden.

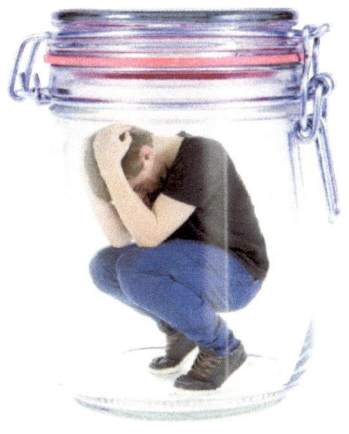

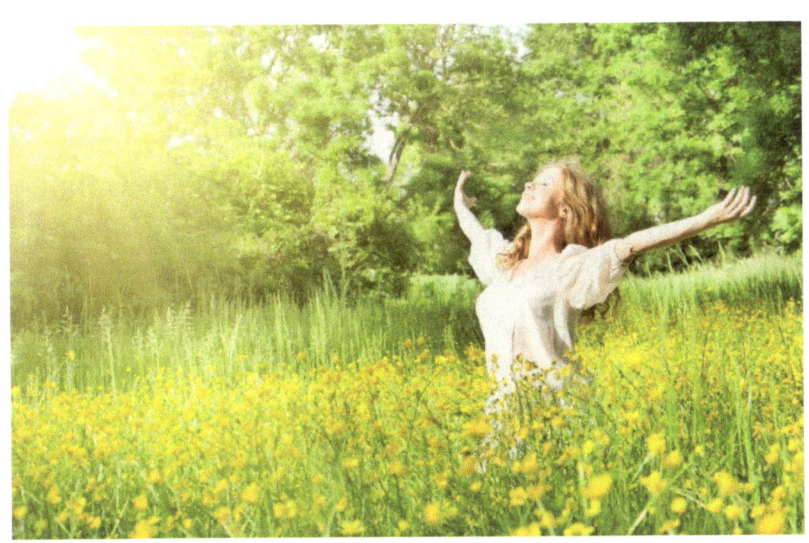

Zauberbuch-Gebrauchsanweisung

Geräuschquellen ausschalten, ruhig hinsetzen, Beine nicht überschlagen!
Zauberspruch anschauen, Augen schließen und Körperreaktion abwarten. Den nächsten Zauberspruch frühestens nach etwa 5 Minuten anschauen, wenn keine Reaktion kommt.
Wenn eine Reaktion kommt, bitte so lange warten, bis die Reaktion abgeklungen ist. Erst dann den nächsten Zauberspruch anschauen.
Auf diese Weise alle Zaubersprüche nacheinander anschauen.

So einzigartig und individuell jeder Mensch ist, können dem entsprechend je nach Problemen vielfältige Reaktionen auftreten. Angefangen bei starker Müdigkeit bis hin zu mehrminütigem Tiefschlaf, häufiges und tiefes Gähnen, Ameisenkribbeln bis Taubheitsgefühle oder Schwere einzelner Gliedmaßen, Blähgefühle im Bauchbereich, Wärme, Kälte, Schwindel, Kopfschmerzen, Migräne. Organe können stark spürbar werden; Enge oder Kloßgefühl im Hals, ganze Wirbelsäulenabschnitte machen sich bemerkbar, deutliche Reaktionen im Herzbereich, Schwere und Enge in der Brust oder erschwertes Atmen bis Atemnot.

Anvisierte Gefühle können in aller Deutlichkeit erlebt werden. Die Skala der möglichen Reaktionen ist nach oben offen. Dies soll nicht erschrecken, sondern nur darauf hinweisen, dass Stärke und Lokalisation der eintreffenden Reaktionen nicht immer den Erwartungen des Verstandes entsprechen.

Da die Zaubersprüche das „momentan" stärkste destruktive Gefühl betreffen, ist es mit diesem Zauberbuch möglich, nach einiger Zeit die Zaubersprüche erneut zu lesen und somit immer wieder ein neues destruktives Gefühl und dessen Symptome zu verabschieden.

Nicht nur die Kinder, auch die Eltern können diese Zaubersprüche nutzen, da Kinder sehr oft Befindlichkeiten der Eltern übernehmen, um ihnen zu helfen.

Bei den Zaubersprüchen handelt es sich n i c h t um Affirmationen. Die Symbolschrift ist direkt an das Unterbewusstsein gerichtet.

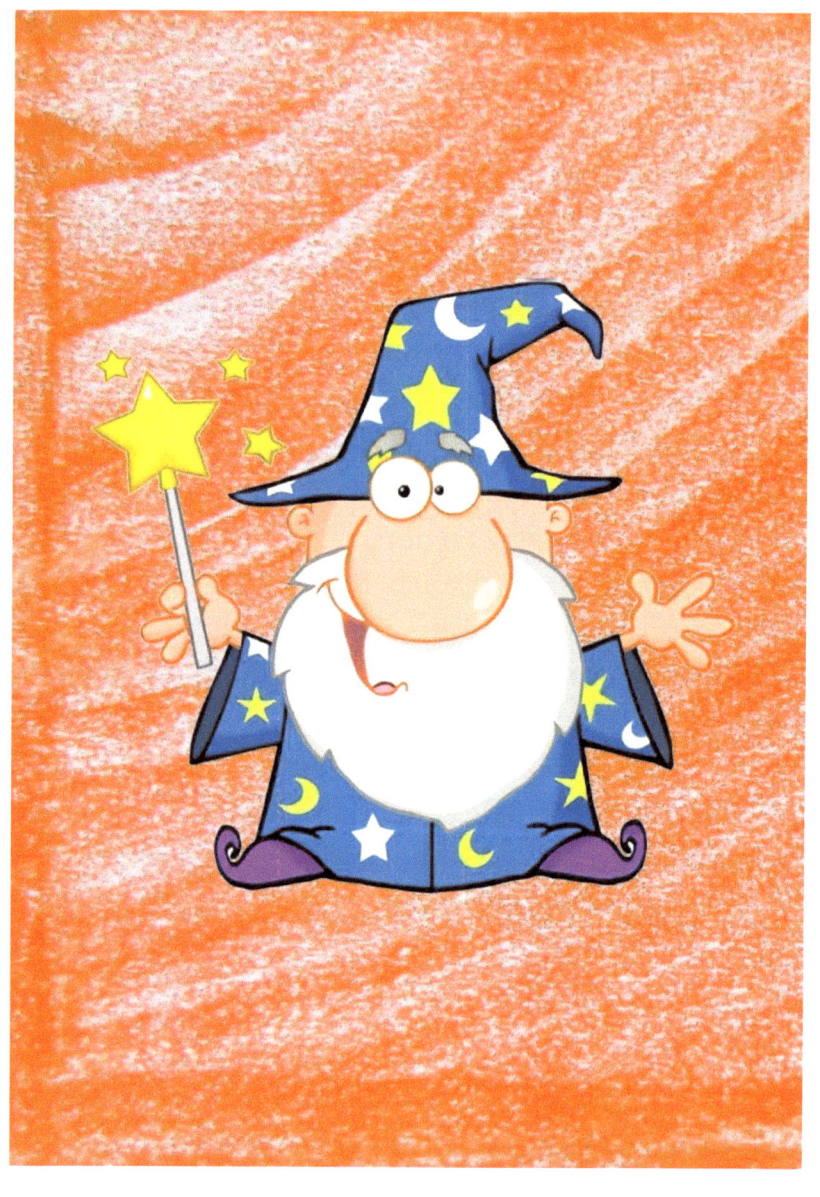

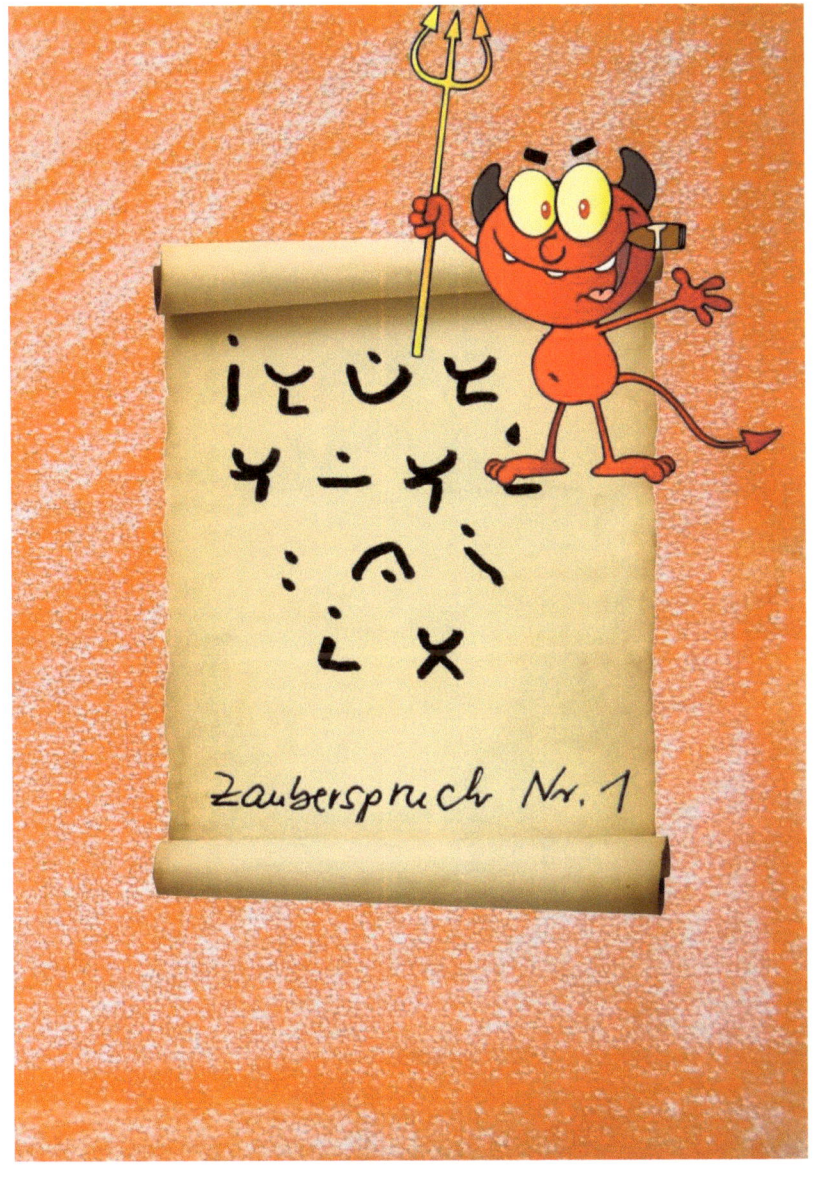

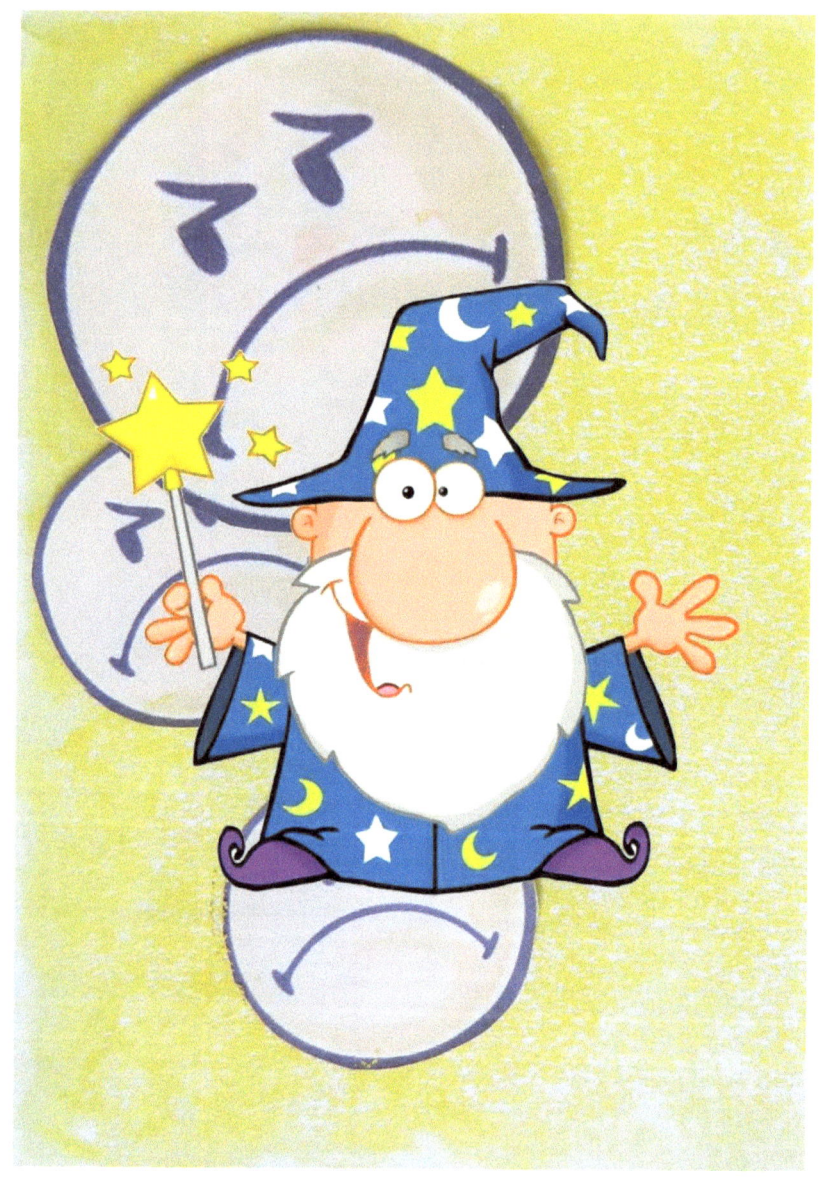

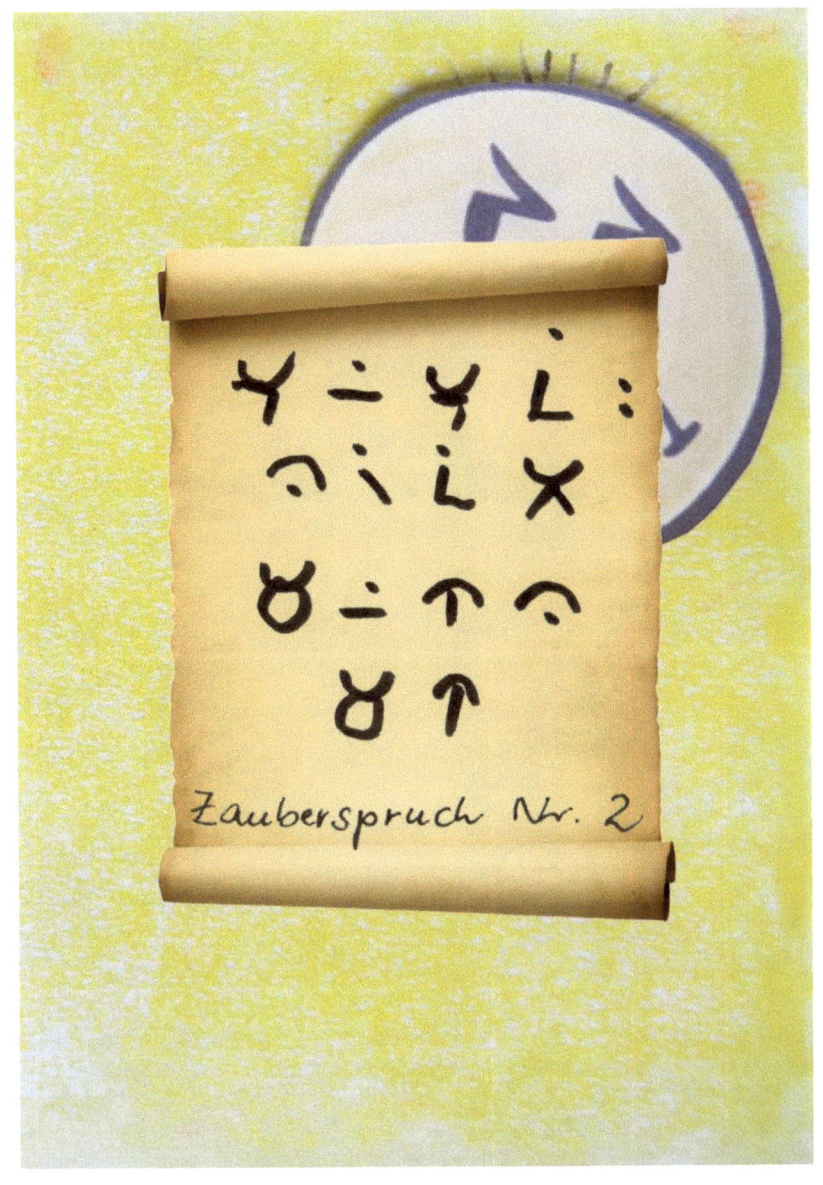

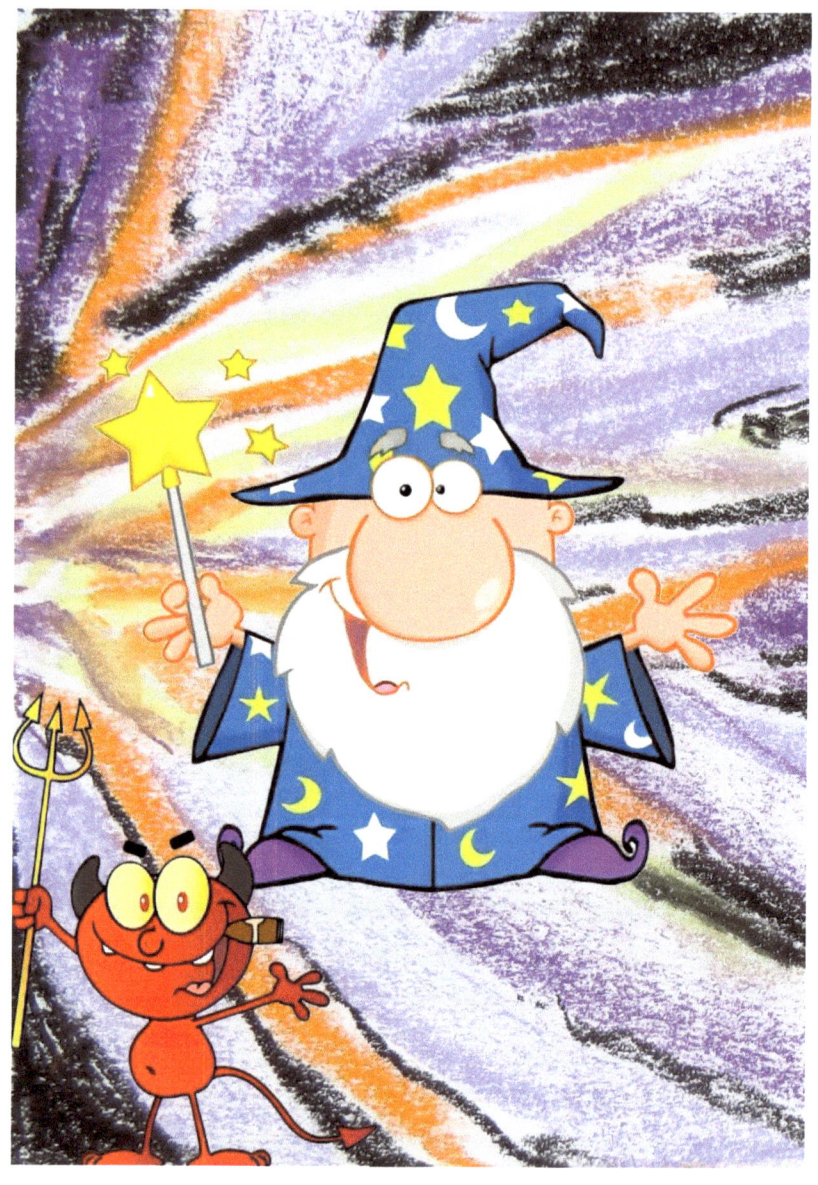

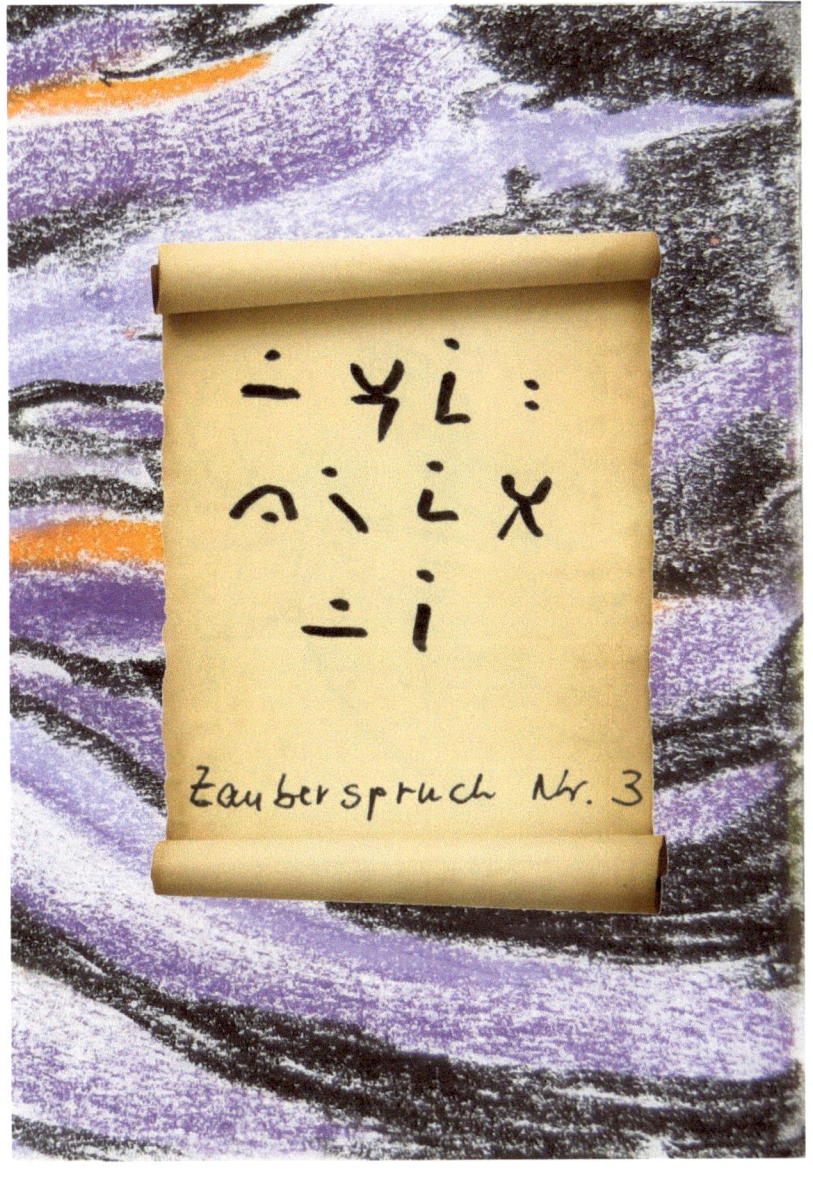

Zauberspruch Nr. 3

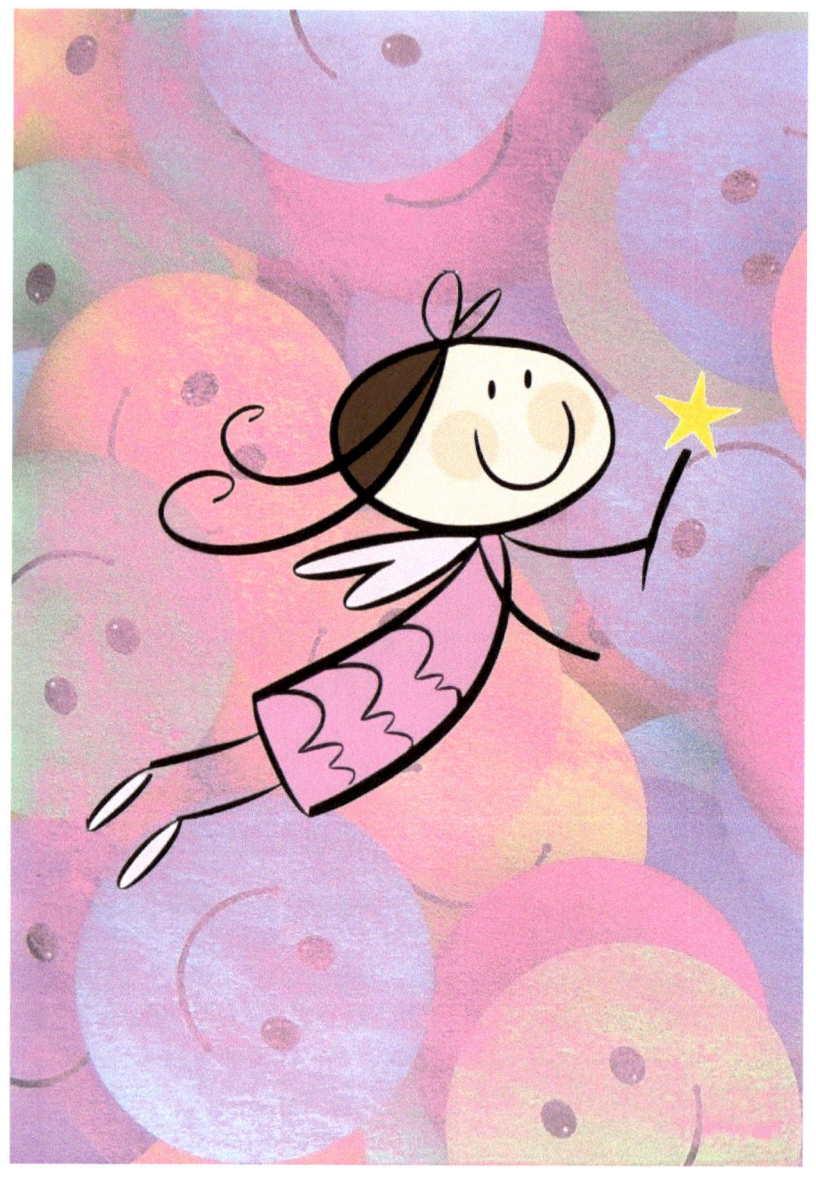

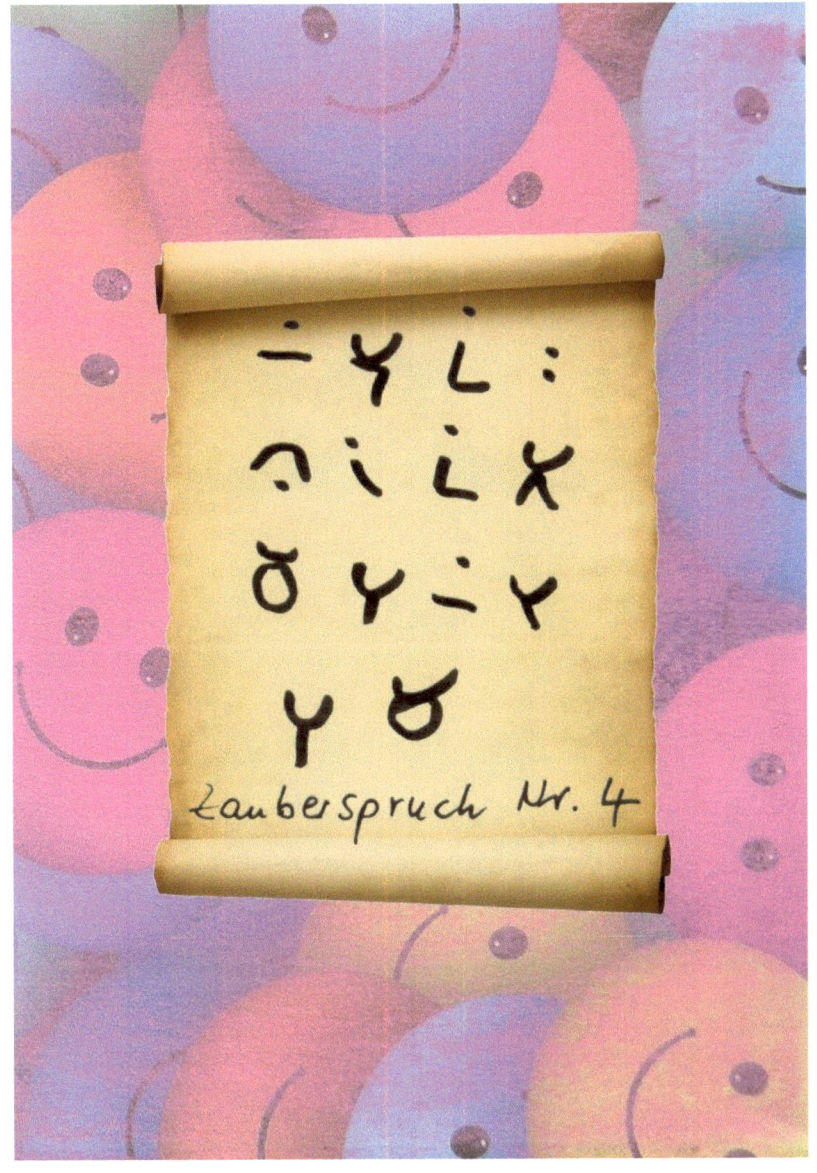

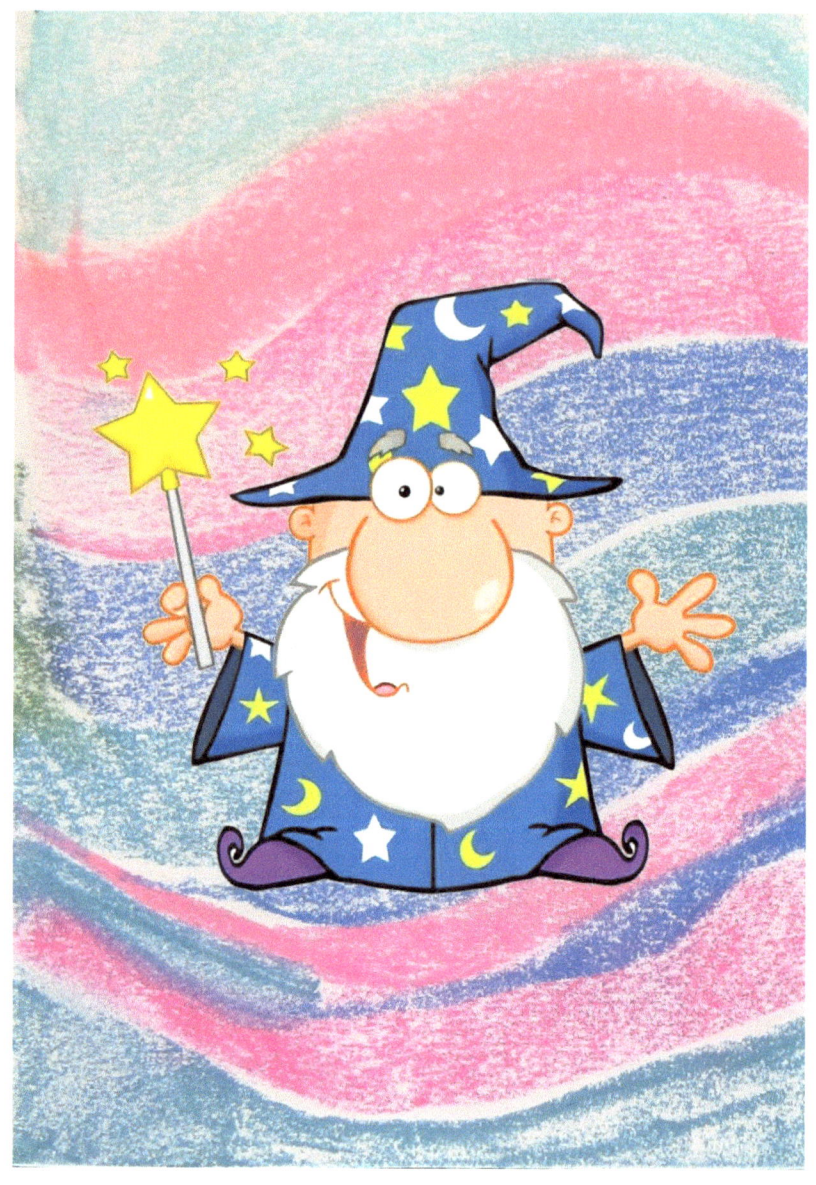

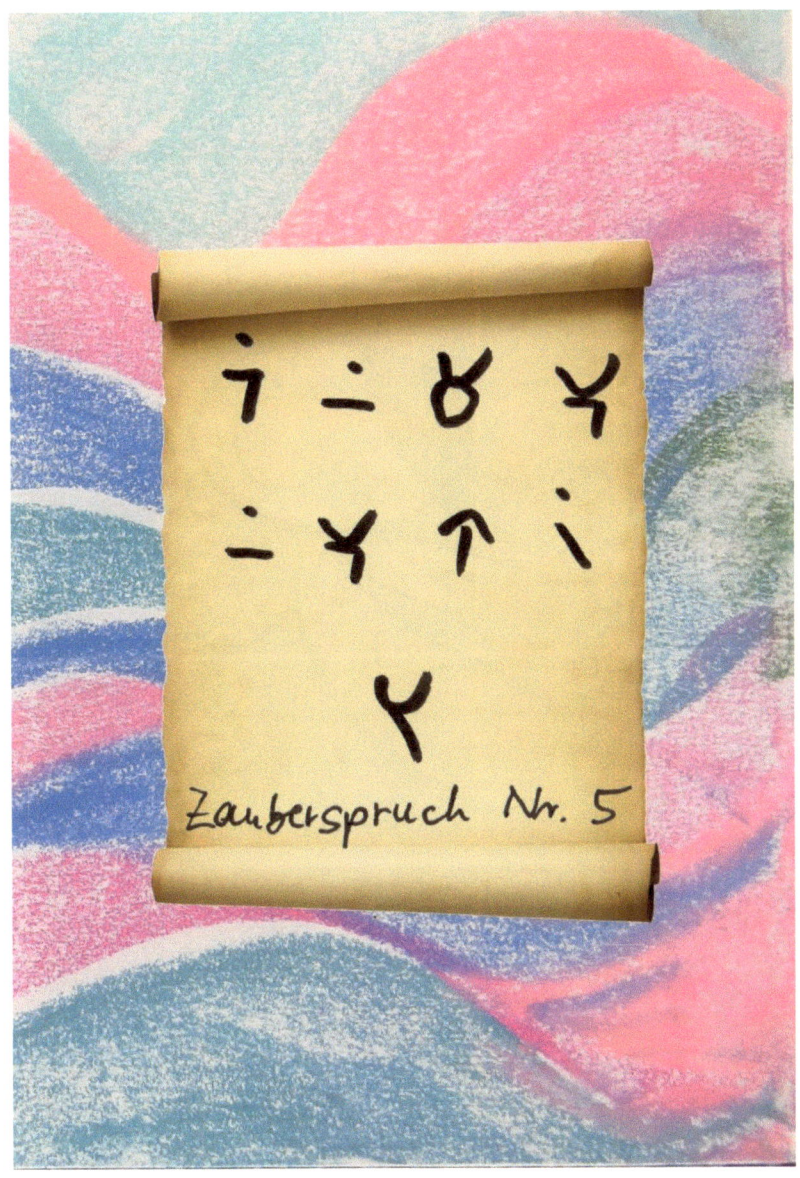

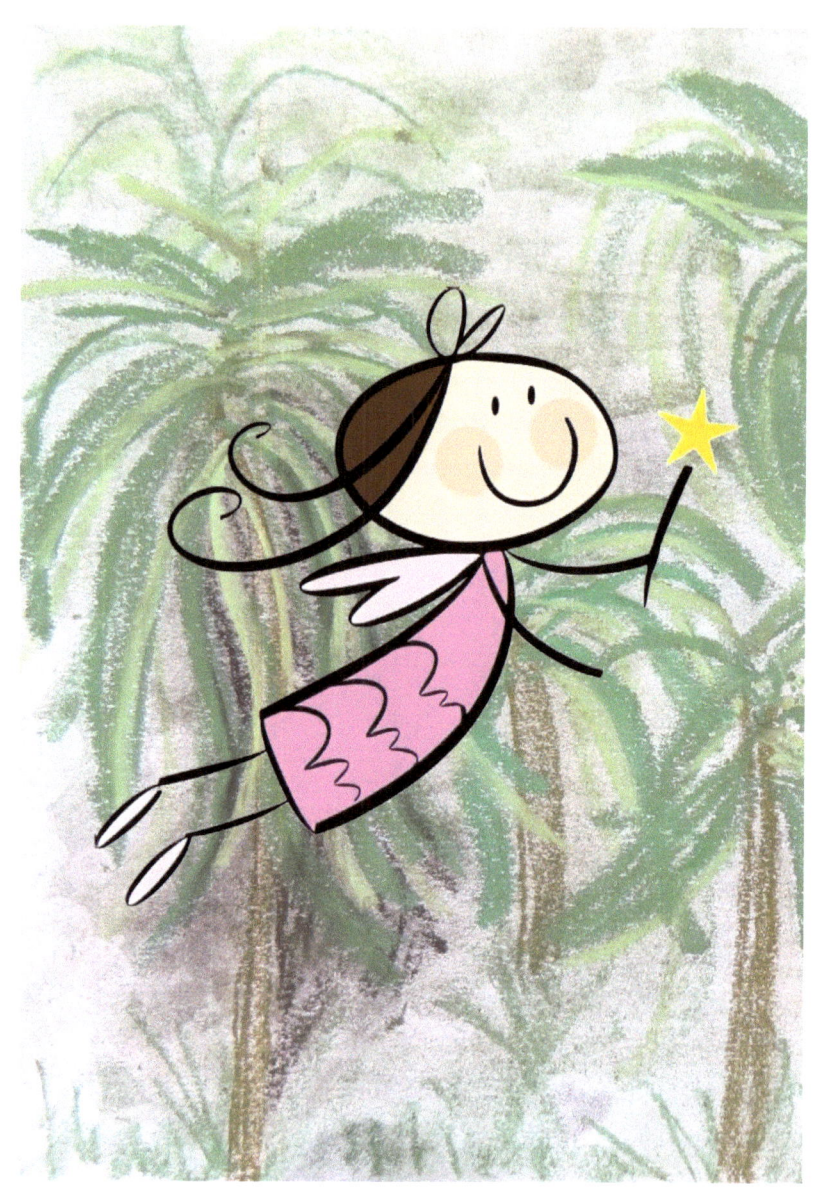

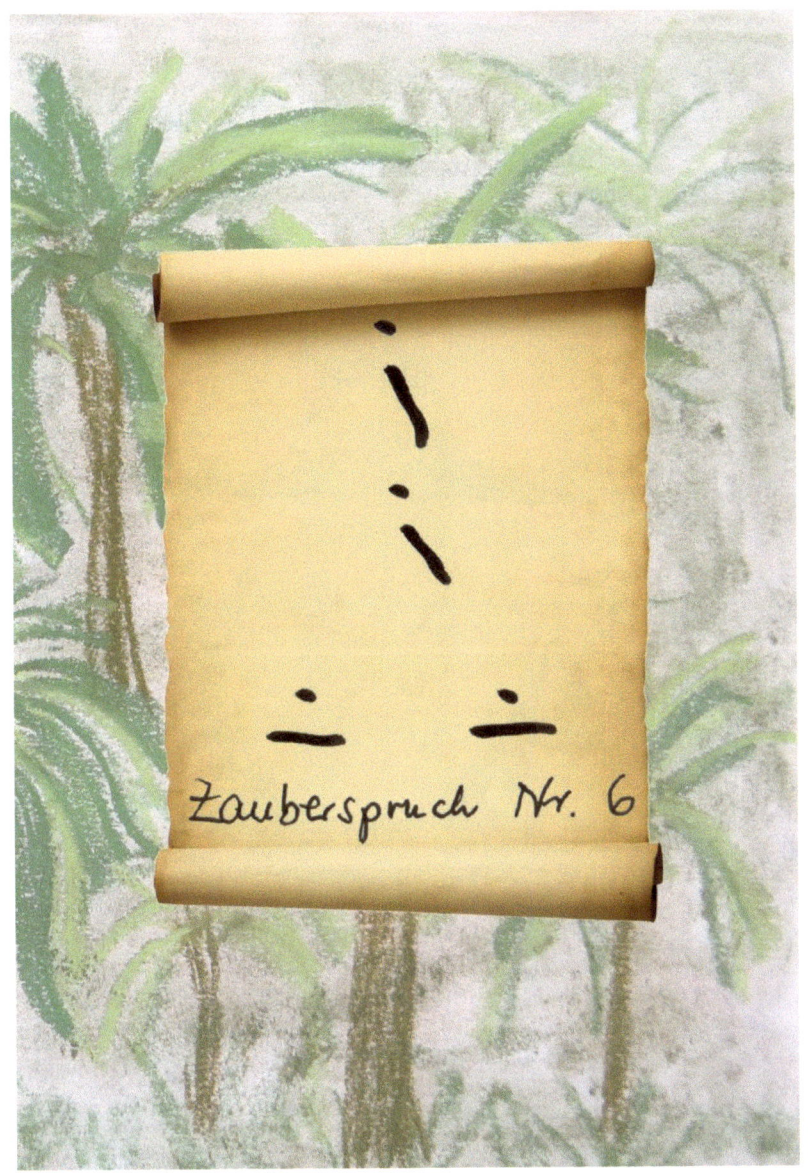

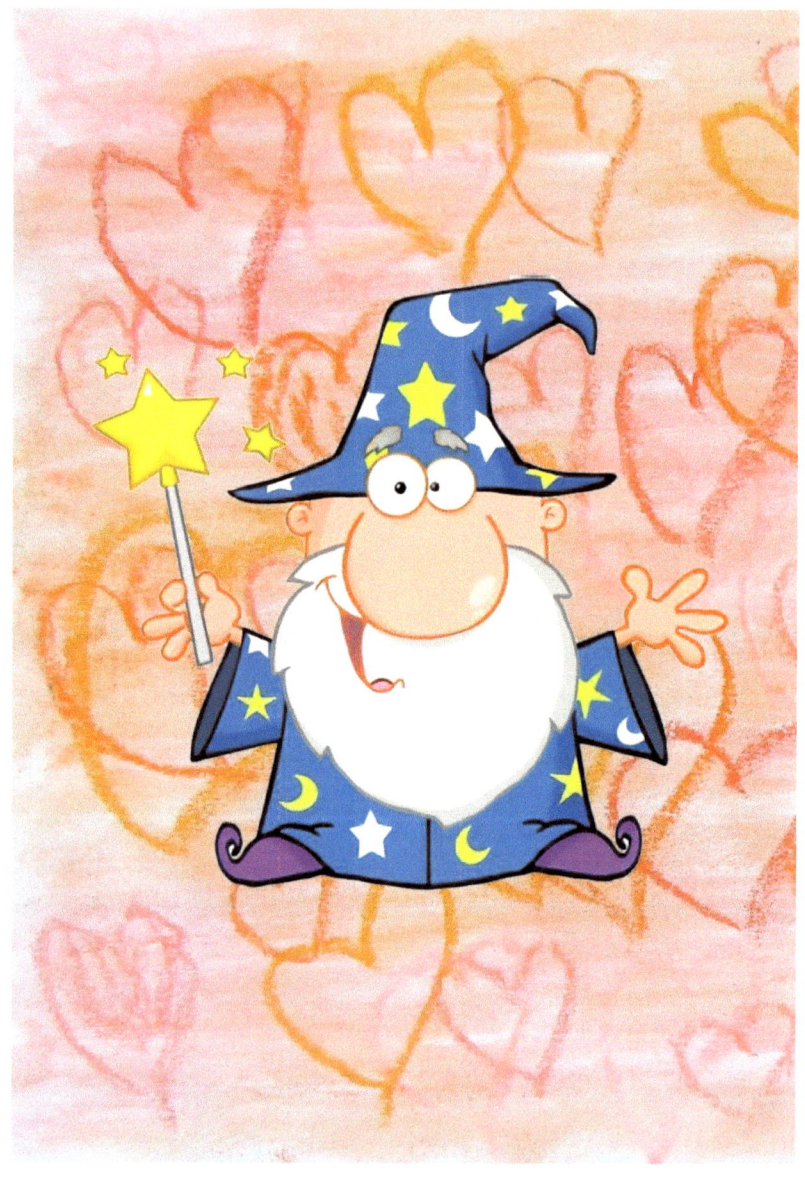

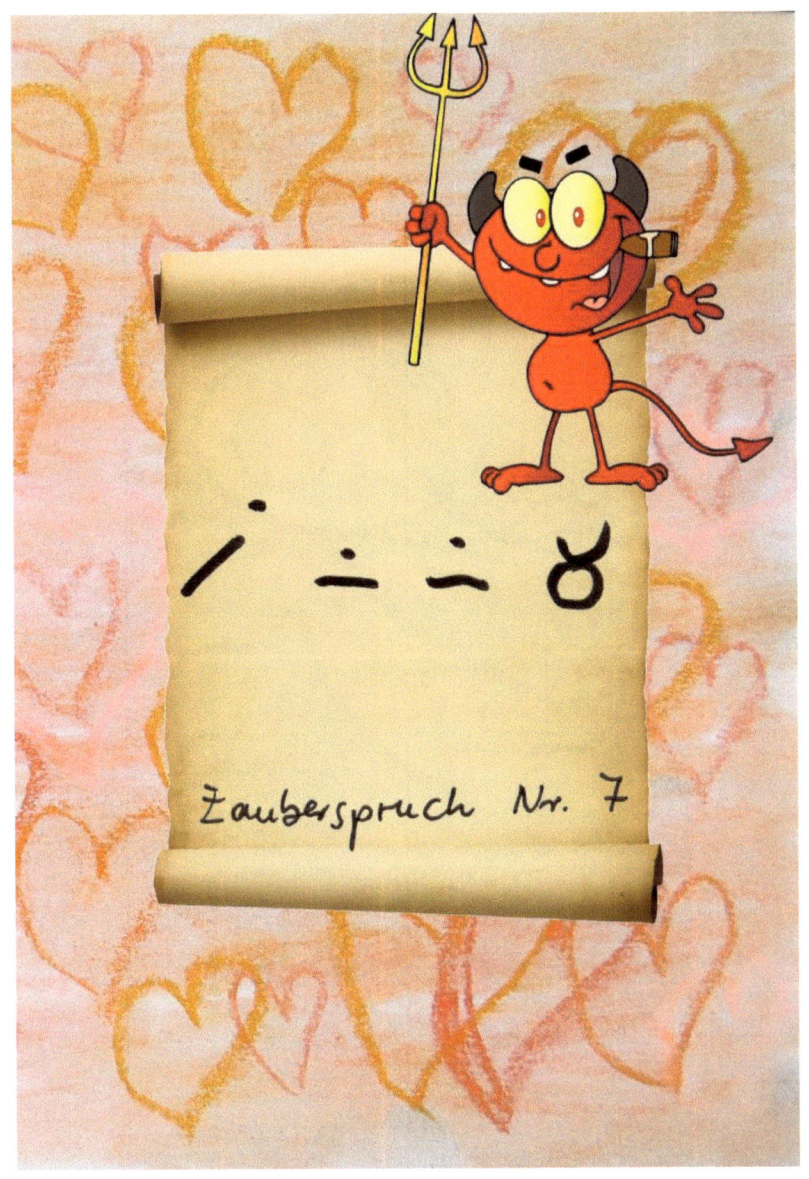

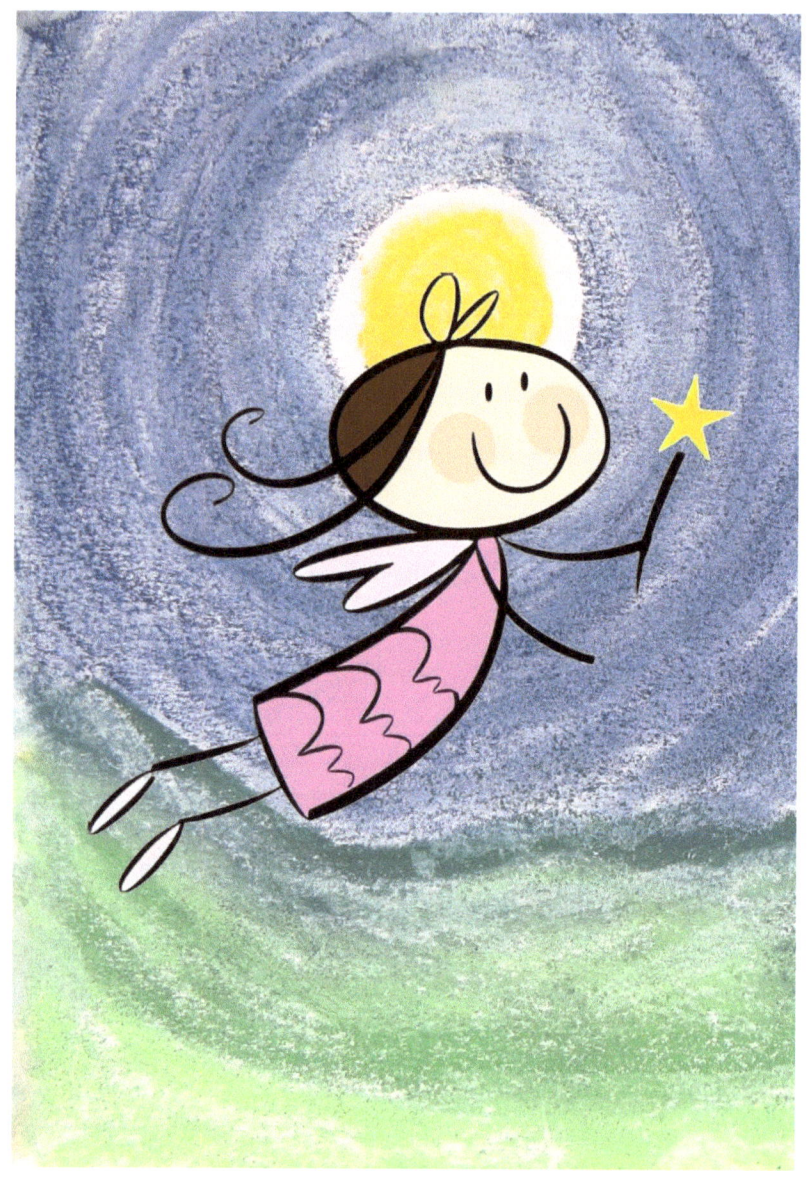

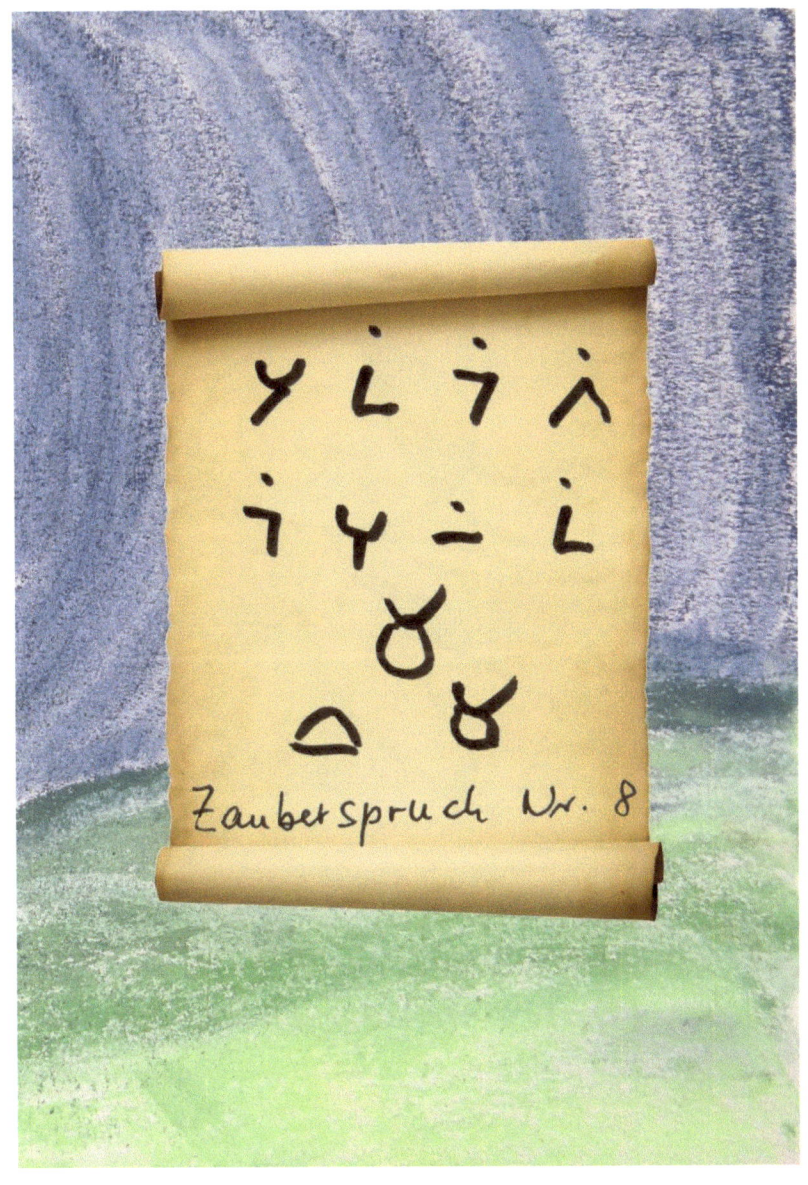

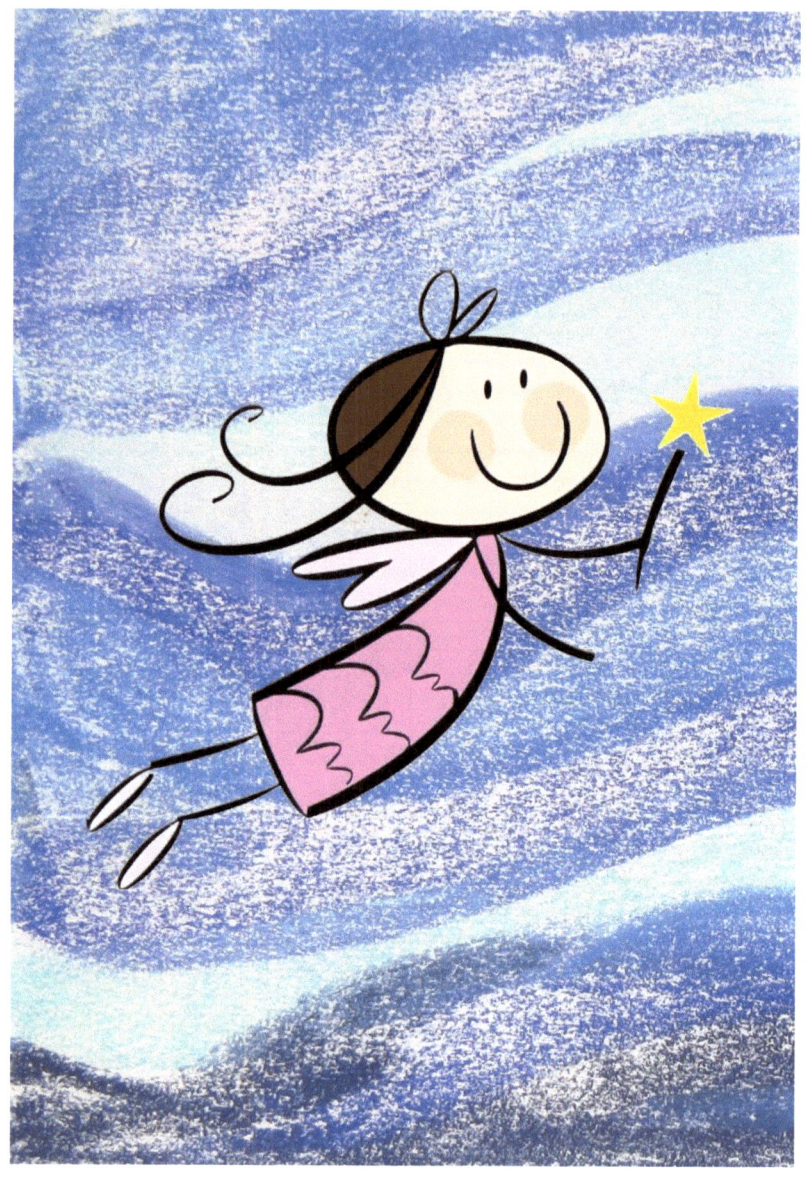

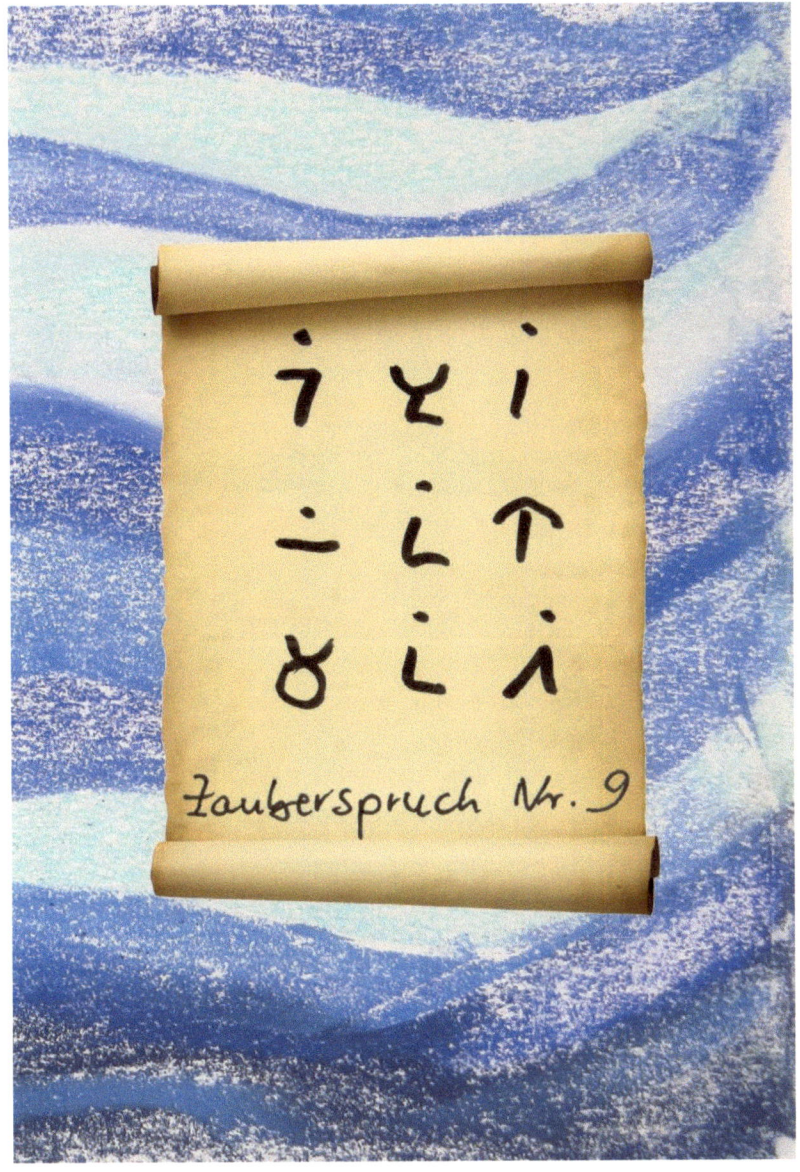

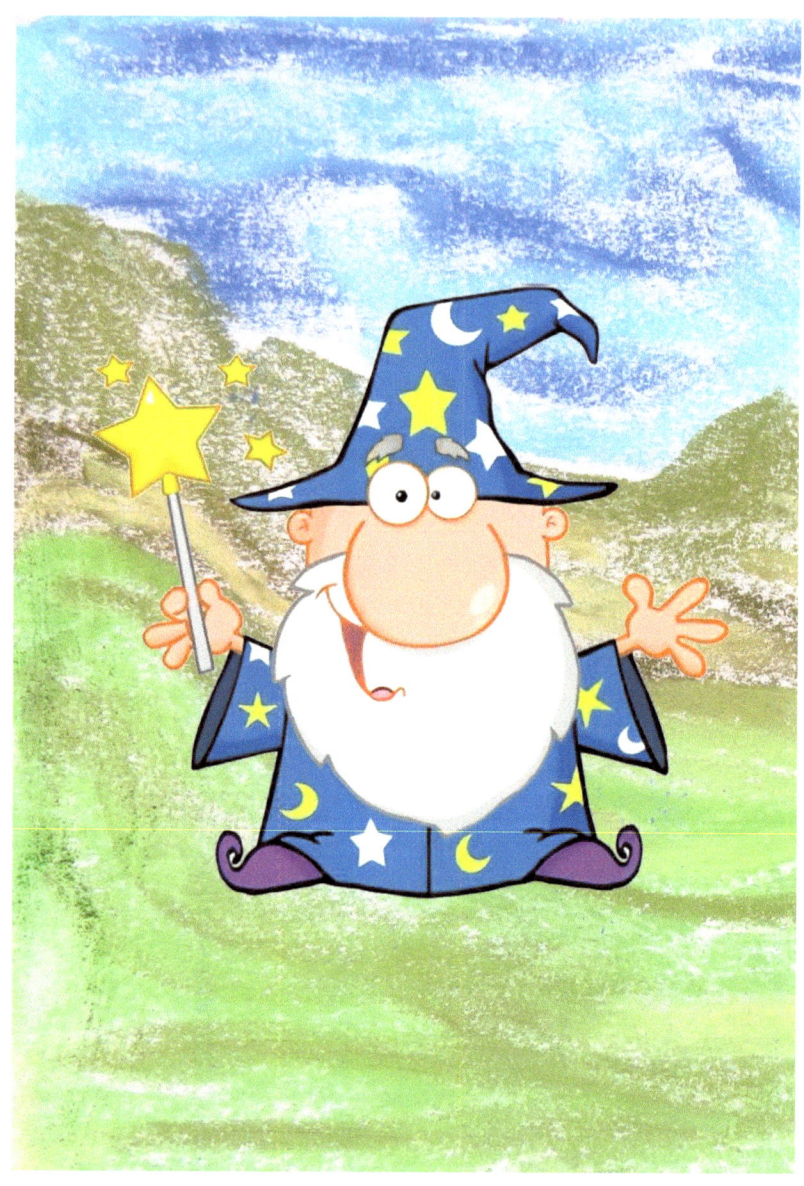

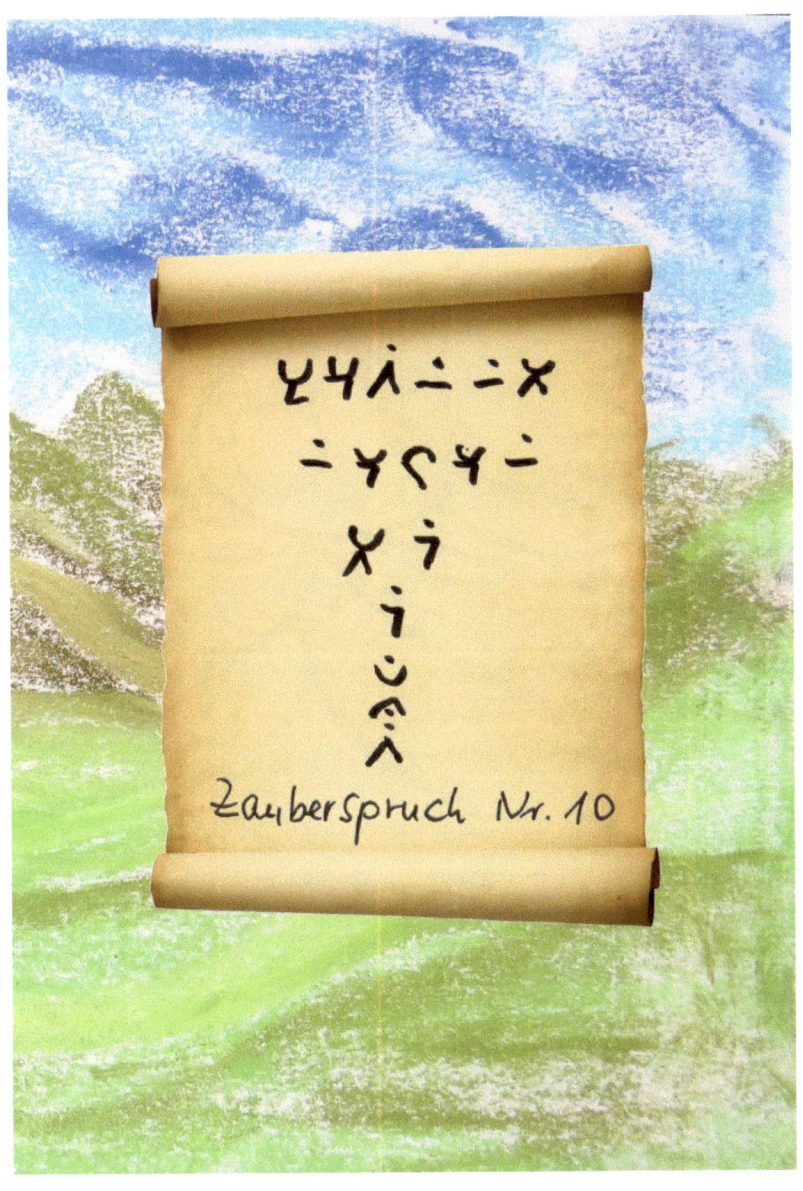

Zauberspruch Nr. 10

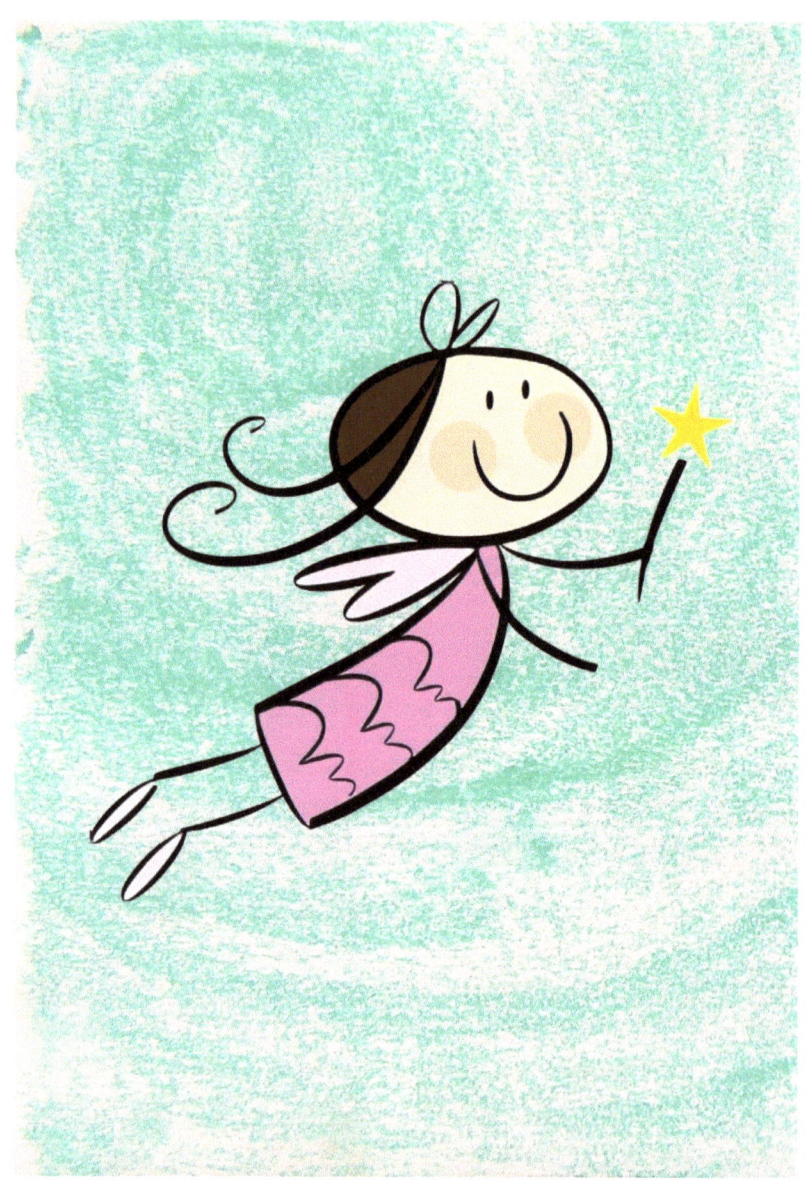

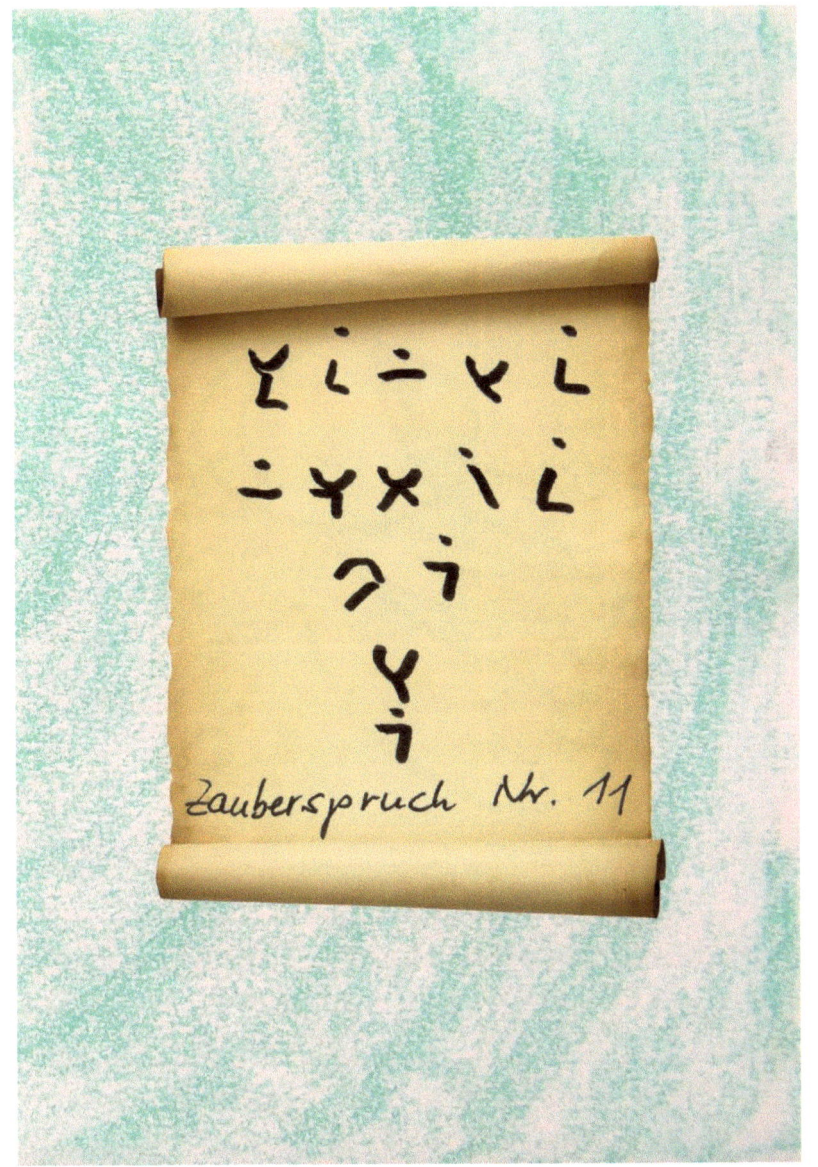

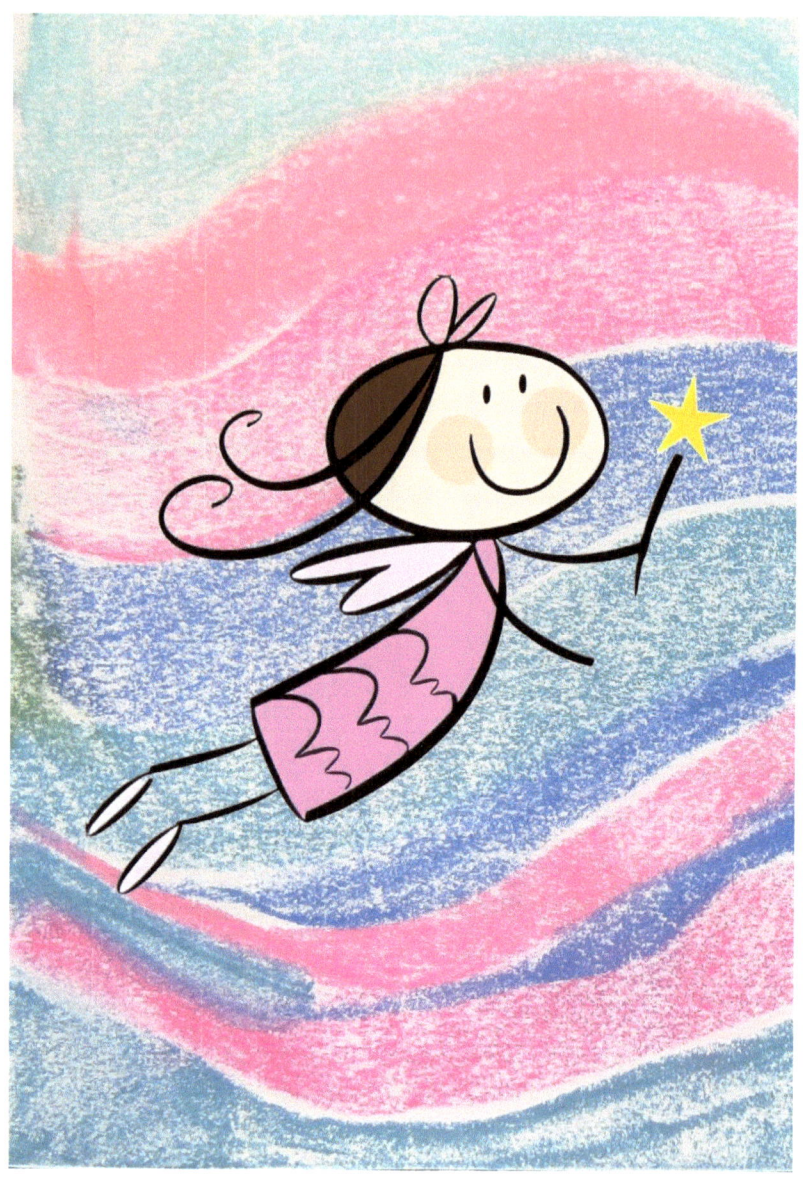

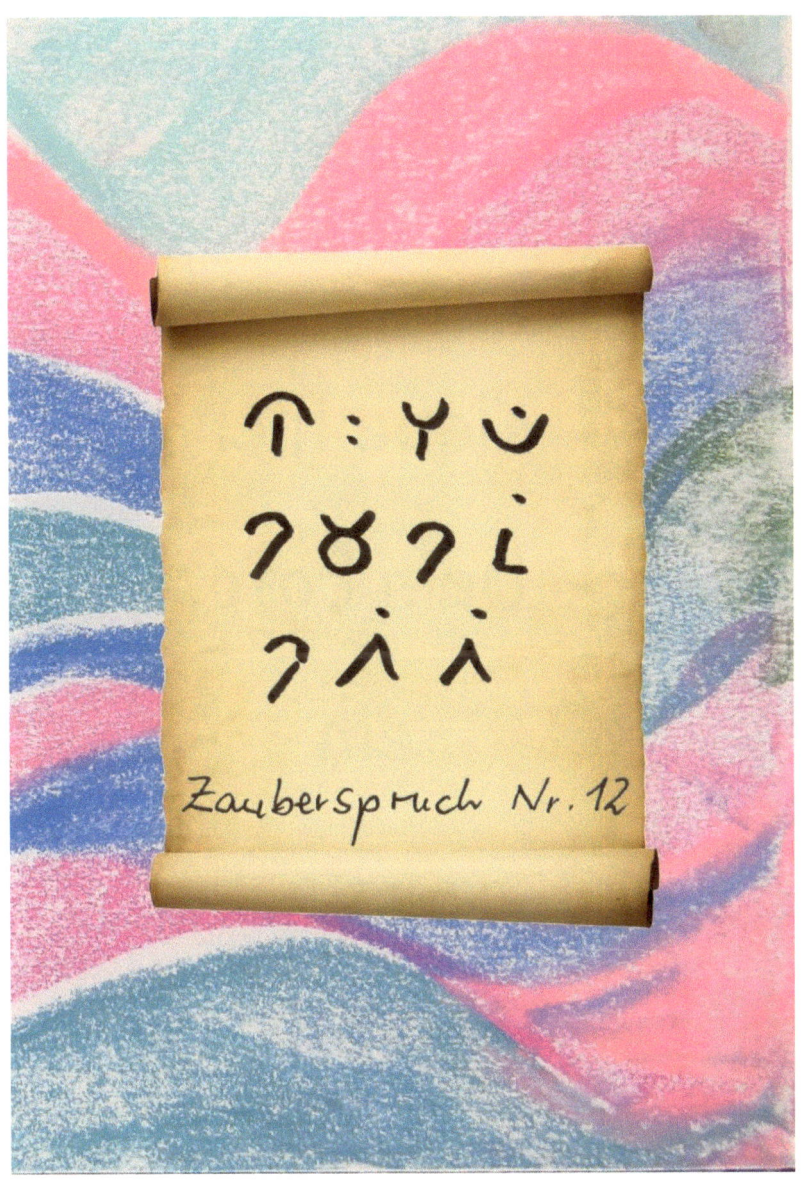

Zauberspruch Nr. 12

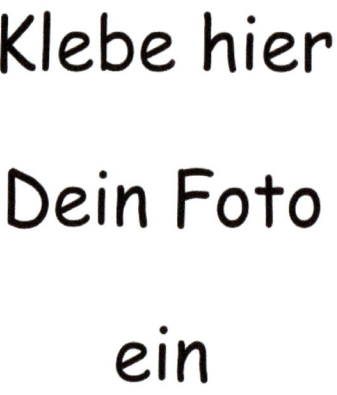

Klebe hier

Dein Foto

ein

Ich bin der Kapitän meiner

Gedanken + Gefühle

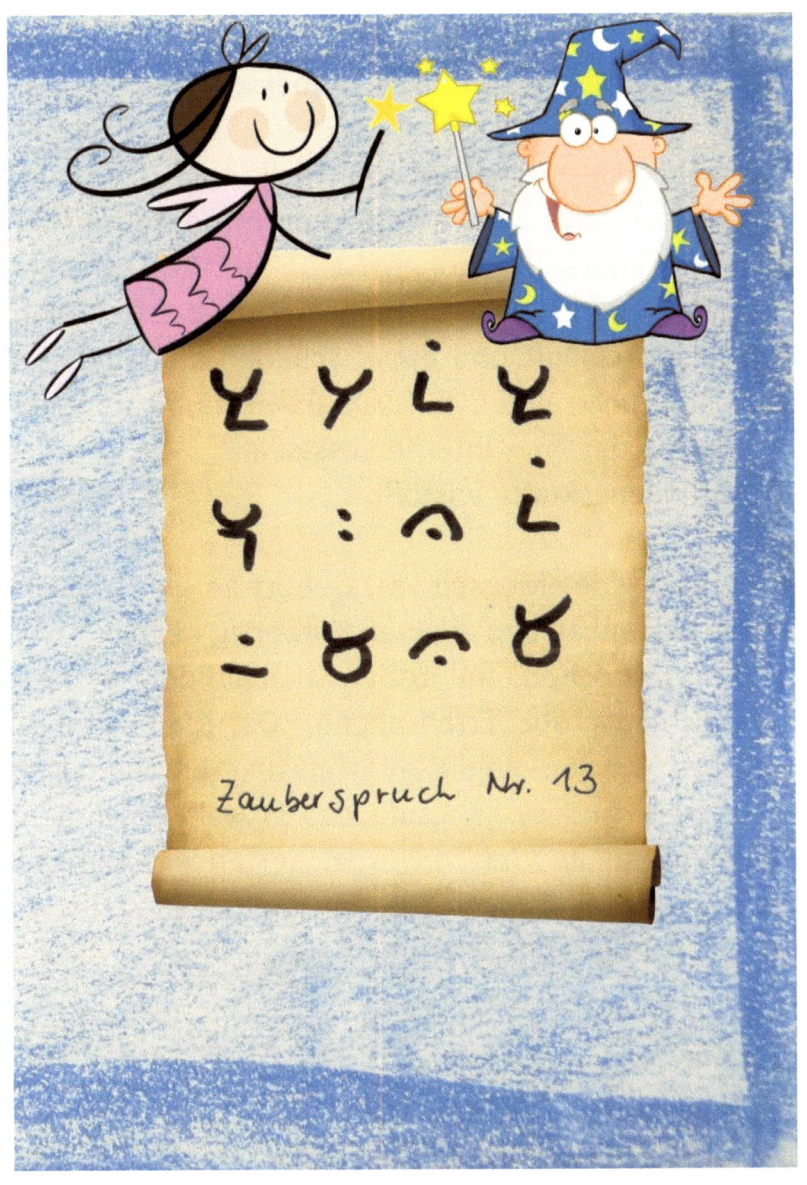

Erklärungen zu den Zaubersprüchen

Es geht hier um das Normalisieren von den „momentan stärksten evtl. Symptom oder Krankheit hervorrufenden Emotionen/Gefühlen". Wir sprechen den Weg und die Andockstellen an, die das Gefühl im Körper durchläuft und dabei Schaden anrichtet. Die Zaubersprüche sind COBIMAX-aktiviert und sprechen direkt das Unterbewusstsein an, das Selbstheilungskräfte anstößt.

Es besitzt jeder Mensch von Geburt an die Fähigkeit durch Gedanken den eigenen Körper zu heilen.
Sehr früh schon im Leben macht der Mensch unterschiedlichste Erfahrungen. Da Menschen so geprägt werden, jegliche Erfahrung emotional zu bewerten, sind es im Laufe des Erwachsenwerdens genau diese im Gehirn gespeicherten emotionalen Beurteilungen, die von der Fähigkeit, sich selbst zu heilen, wieder abtrennen.

Übersetzung der Zaubersätze

1. Selbständiges intelligentes Gefühl
2. Defekte Zellrezeptoren und gestresste Zellen
3. Die Zelle sendet ein Nachrichtenhormon ans Gehirn
4. Das „negative" Gefühl wird ausgetauscht mit „Freude"
5. Im Großhirn wird die Emotion getrennt von dem Trigger
6. Verborgene Gefühle
7. Zu viel Aufmerksamkeit auf negatives Gefühl
8. Gefühl von allen Seiten erlebt haben
9. Neues Informations-Eiweiß repariert Zellschäden
10. Einbinden in die Natur
11. Harmonie mit der Natur
12. Natur schickt gesundheitsfördernde Signale
13. Ich bin schon immer der Kapitän und Steuermann meiner Gedanken und Gefühle

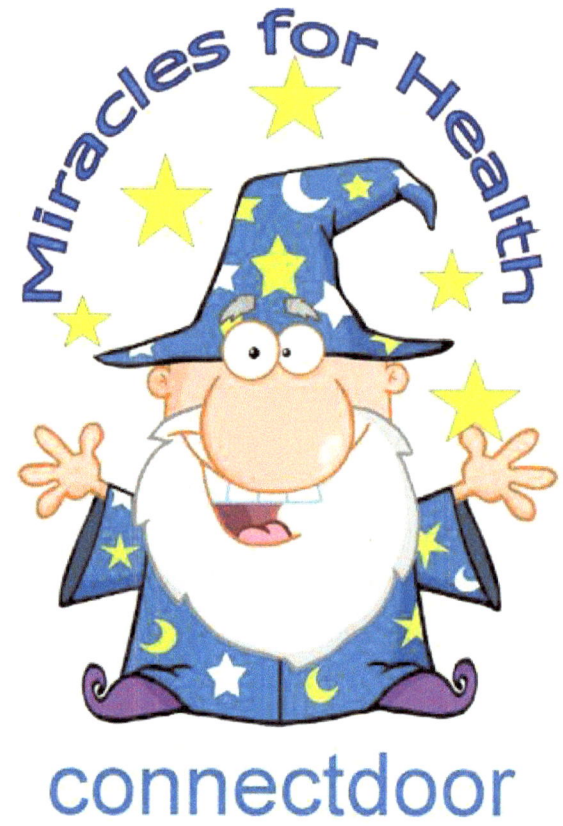

Besucht mich in meinem Universum auf
www.connectdoor.de

Die Autoren

Bernd Laudenbach

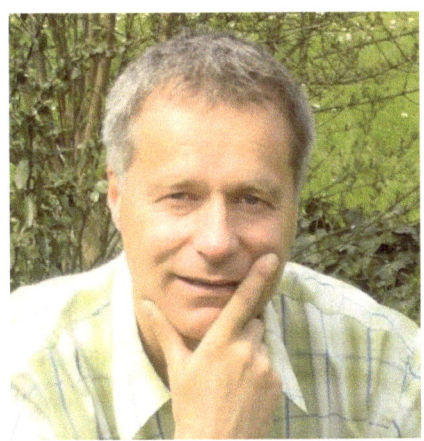

(Jahrgang 1959),
Bereits während seiner Berufsausübung als Masseur suchte er nach Möglichkeiten, pathologische körperliche Veränderungen nachhaltig zu optimieren. Obwohl dies unmöglich schien, haben Bernd Laudenbachs Neugierde und Beharrlichkeit ihn dazu bewogen, bisherige Erkenntnisse und Annahmen, die den menschlichen Organismus und die Psyche betreffen, gründlich zu prüfen und konsequent zu hinterfragen.
Aufgrund der Erforschung des eigenen Körpers und der eigenen Psyche sowie einer stetigen Selbsthinterfragung hat Bernd Laudenbach darauf

aufbauend die Communikations-Biologische Matrix COBIMAX erarbeitet.

Als er Anfang der neunziger Jahre mit den Versuchen zur Aktivierung seiner Selbstheilungskräfte begann, dachte er weder daran, andere Menschen einmal behandeln zu können, noch dieses Wissen bzw. das Werkzeug anderen Interessierten zur Therapieanwendung zur Verfügung zu stellen.

Seit 1999 behandelt er Tausende Hilfesuchende mit Erfolg und seit 2005 bildet er zusätzlich COBIMAX-Therapeutinnen und -Therapeuten aus.

COBIMAX ist eine ursprüngliche Kommunikationsform der Natur, die zielgerichtet Selbstheilungskräfte aktiviert und diese zu präzis gesteuerten Veränderungen im Körper nutzt.

Inge Friedrich

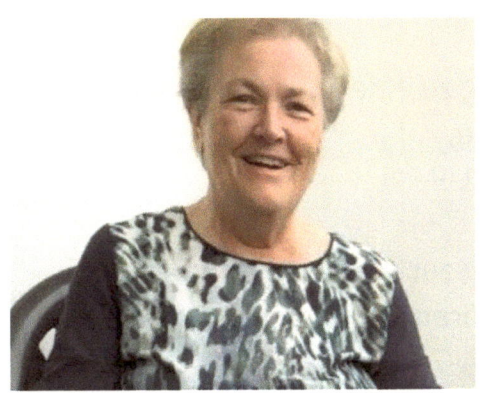

(Jahrgang 1947)
Ursprünglich tätig in der medizinischen Forschung eines Pharma-Unternehmens, lernte sie Bernd Laudenbach und seine Kommunikations- und Therapiemethode Communikations-Biologische Matrix COBIMAX im Jahr 2003 kennen. Durch die verblüffenden Ergebnisse von COBIMAX, auch bei Austherapierten, wurde ihr Forschergeist geweckt und sie veranstaltete Vorträge und Ausstellungen mit Bernd Laudenbach. Anfang 2005 erhielt sie die Möglichkeit, eine Ausbildung bei Bernd Laudenbach zu absolvieren, um dann selbstständig als COBIMAX-Beraterin zu arbeiten. Neben der COBIMAX-Beratung hielt sie Vorträge und Workshops und begleitete viele Jahre Bernd Laudenbach bei seinen Lehrgängen zur autorisierten Nutzung von COBIMAX.

**Weitere Taschenbücher mit Hintergrund-
informationen und cobimaximierten Bildern :**

ConnectDoor - Zugang zu einer anderen Dimension
Die Macht der Gefühle,
ISBN 978-3-7357-8011-9

ConnectDoor - Zugang zur nächsten Dimension
Rund um Bakterien, Viren & Co.,
ISBN 978-3-7347-3244-7

ConnectDoor - Zugang zu einer weiteren Dimension
Stress minimieren-Erfolg maximieren,
ISBN 978-3-7347-7381-5

ConnectDoor - Zugang zu außergewöhnlichen
Dimensionen : Von geschmeidig über echt schräg zu
voll krass,
ISBN 978-3-7386-1740-5

ConnectDoor - Zugang zu meinem Humanarchitekten
Die große Liebe meines Lebens,
ISBN 978-3-7412-0540-8

ConnectDoor - Zugang zum Geschenk der Natur
Einsatz bei Tier und Pflanze,
ISBN 978-3-7528-3496-3

ConnectDoor - Zugang zum Geheimnis der Zahlen
Einfluss der Zahlen auf Denken, Fühlen und Handeln
ISBN 978-3-7448-2223-7

ConnectDoor - Zugang zu einer verzwickten
Dimension
Liebe und Partnerschaft,
ISBN 978-3-7481-8853-7

ConnectDoor - Zugang zu einer vergessenen
Dimension
Essen hält Leib und Seele zusammen,
ISBN 978-3-7494-5171-5

ConnectDoor – Zugang zu einer höheren Dimension
Wer ist ICH?
ISBN 978-3-7494-5393-1

Jetzt kannst Du die kleine Fee,

den Zauberer Cen-Tooh

und das Teufelchen ausmalen!

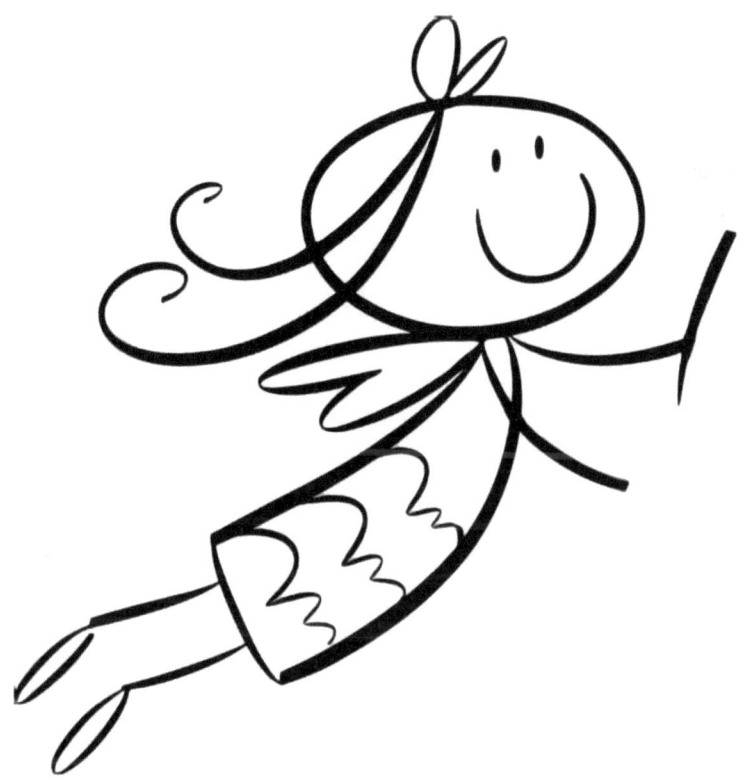

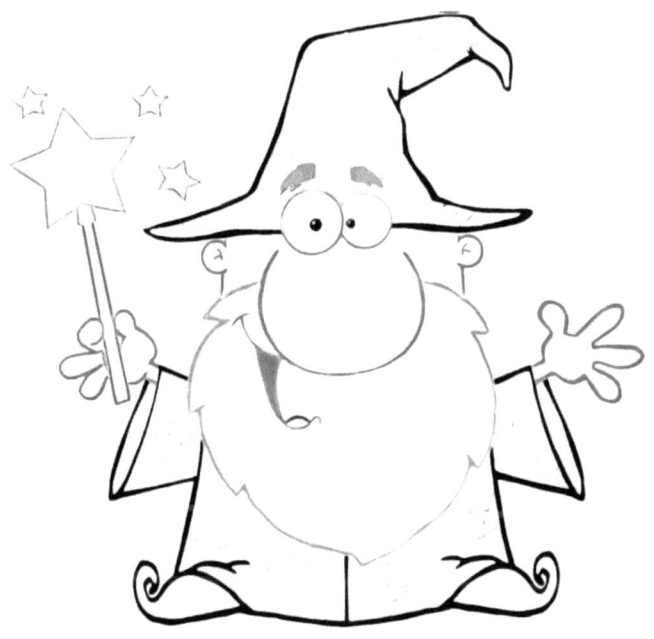

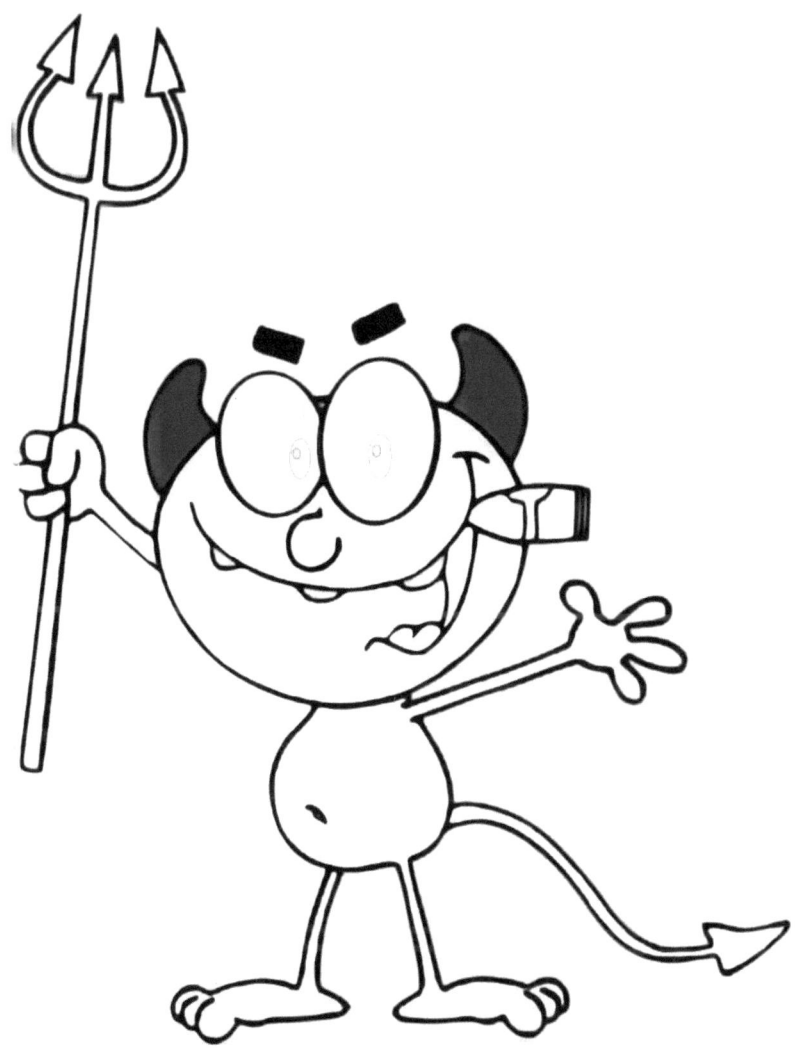

„Zaubern" lernen?

Bernd Laudenbach prüfte und hinterfragte konsequent den menschlichen Körper und die Psyche und erarbeitete so die Communikations-Biologische Matrix, kurz COBIMAX®.

Der Mensch hat alle Voraussetzungen, die er zum „Zaubern" benötigt, in sich!
Du willst selbst „zaubern"?
Dann kannst Du das in einem „COBIMAX-Lehrgang für Kinder" erlernen.
Für Erwachsene bietet Bernd Laudenbach einen 3-Tages-Lehrgang an.

Bereits ausgebildete Cobimax-Berater und Cobimax-Therapeuten stehen Dir auch gerne zur Seite.
Adressen auf Anfrage.

Was es bedeutet, ein Cobimax-Anwender zu sein

„Wir Cobimax-Anwender müssen verstehen, dass wir durch den „cobimaximierten" Anschluss an unser Kleinhirn direkten Zugang zu einer höheren Instanz, dem Kleinhirnbewusstsein, haben.
Jeder Gedanke, der eine Korrekturabsicht beinhaltet und damit eine Verbesserung des biologischen Organismus unseres Gegenübers bedeutet, wird sofort von dessen Kleinhirnbewusstsein aufgegriffen

und dieses lässt unter seiner Kontrolle einen Korrekturvorgang über die Mikrotubuli durchführen.

Eine vorsätzliche oder unbeabsichtigte Schädigung eines anderen Organismus ist mit dem Cobimax-System nicht möglich, da ein höheres Bewusstsein, das absolut neutral ist, nämlich das Kleinhirnbewusstsein, entscheidet, ob eine Cobimax-Eingabe durchgeführt wird oder nicht. Somit kann dem Cobimax-Anwender auch kein Fehler unterlaufen.

Die Frage der Ethik taucht auch immer wieder auf. Jeder Cobimax-Anwender muss auf seine eigenen ethischen Grundsätze zurückgreifen. Bei einem Hilfesuchenden ist es klar, dass wir auf dessen Wunsch zielgerichtet intervenieren können."

Wie wird man ein Cobimax-Anwender?

Cobimax-Initiierung durch Bernd Laudenbach

Ihr habt als kleines Kind entschieden, daran zu glauben, was die Erwachsenen sagten, und dann habt Ihr die Fähigkeiten Eurer Gehirnteile nicht mehr genutzt. Wenn Ihr aber die Verbindung zwischen den Gehirnteilen nicht mehr nutzt, atrophieren diese Verbindungen, das heißt, sie werden weniger, dünner, unbrauchbar.

„Cobimaximieren" ist ein physiologischer Vorgang.

Mit Wissen kann sich Bernd Laudenbach über Euren Glauben weit hinwegsetzen und er verschränkt Euch mit einer Realität Eurer selbst, in der Ihr das „Cobimaximieren" noch nie verlernt habt. Ihr steht auf und könnt es einfach.

**So wie die Krankheit in unserem Körper steckt,
ist auch die Lösung in ihm enthalten.**
Bernd Laudenbach

Kontaktdaten:

Cen-Tooh, der Sanftmütige : www.connectdoor.de

COBIMAX, Bernd Laudenbach: www.cobimax.com
Frankurter Str. 43
36391 Sinntal-Altengronau
Tel. 06665 918688
E-Mail: bernd.laudenbach@cobimax.com

COBIMAX, Inge Friedrich: www.inge-friedrich.de
Hähnleiner Str. 4
64673 Zwingenberg
Tel. 0049 172 763 7112
E-Mail: inge.friedrich@cobimax.com

Bilder:
Cen-Tooh: © *HitToon.com*
Fotolia.com
Pixabay